PERFEKTES
STRETCHING

Ein Leitfaden für gezielte Muskeldehnung

Bruno Blum

PERFEKTES STRETCHING

Ein Leitfaden für gezielte Muskeldehnung

COPRESS SPORT

Produktion und Layout:
VerlagsService Dr. Helmut Neuberger
& Karl Schaumann GmbH

Umschlaggestaltung: Stiebner Verlag
nach einem Reihenkonzept von
Studio Schübel, München
Titelfoto: Corbis Stock Market

Abbildungen Innenteil: Bruno Blum

Zeichnungen: Heinz Bogner

Der Autor

Bruno Blum, Jahrgang 1939, ist seit 1972 Sportphysiotherapeut der Deutschen Schwimm-Nationalmannschaft. Er ist Mitglied des Lehr- und Prüfungsteams des Deutschen Sportbundes bei der Ausbildung von Sportphysiotherapeuten, Berufsfachschullehrer für physikalische Therapie und Sportphysiotherapie.
Es sind bereits zahlreiche Buch- und Fachpublikationen von ihm erschienen.

Die Deutsche Bibliothek –
CIP-Einheitsaufnahme
Blum, Bruno:
Perfektes Stretching/Bruno Blum
Aktualisierte Neuausg. –
München : Copress Sport, 2002
(Sportinform Fitness)
ISBN 3-7679-0831-X

6., durchgesehene Neuausgabe

Gesamtherstellung: Stiebner, München
www.copress.de
Printed in Germany
ISBN 3-7679-0831-X

Inhalt

Vorwort

Die Erkenntnis, daß eine gute gymnastische Ausbildung optimale Voraussetzungen für jede Sportart schafft, hat sich in den vergangenen Jahren verstärkt durchgesetzt. Ausgeprägte Beweglichkeit, Geschmeidigkeit und Elastizität führen bei jedem Sportler einerseits zur Steigerung seiner sportartspezifischen Leistungsfähigkeit und andererseits zu einer ganz beträchtlichen Minderung des Verletzungsrisikos. Umfangreiche internationale Untersuchungen und Studien haben dies nachgewiesen und sowohl die Trainingslehre als auch die medizinische Rehabilitation von Sportverletzungen mit diesem neuen Wissen bereichert.

Die modernen Methoden des Stretchings bildeten den Schlüssel dieser Entwicklung und beendeten gleichzeitig alte und überholte Formen der klassischen Gymnastik mit wippenden, federnden und manchmal auch zerrenden Übungen. Stretching ist ein wissenschaftlich begründetes Dehnungstraining mit positiven Auswirkungen auf alle Bewegungsorgane des menschlichen Organismus.

Systematische und konsequente Anwendung des Stretchings führt bei jedem Sportler zu verbesserter Beweglichkeit und dies nicht nur bei Profi- und Hochleistungssportlern, sondern auch bei Hobby- und Freizeitsportlern. Auch der nicht sporttreibende Zeitgenosse, der unter Muskelverspannungen und Haltungsproblemen leidet, wird bei der Anwendung gezielter Stretchübungen ein verbessertes Körpergefühl erleben.

Im Sport, in der orthopädischen Rehabilitation und im Alltag ist Stretching weithin unverzichtbar geworden. Sportler, Trainer, Sportärzte und Sportphysiotherapeuten profitieren von dieser Dehnungsmethode, die weltweite Verbreitung und Anerkennung gefunden hat.

Kapitel 1
Das Neue an der modernen Gymnastik

1

Die historische Entwicklung

Stretching gehörte schon immer zum natürlichen Verhalten jedes Menschen, aber auch der meisten Lebewesen. Weil Bewegung ein Grundelement des Lebens ist, verbindet sich Stretching mit den Anfängen der Lebensbewegungen. Kaum hat ein Neugeborenes das Licht der Welt erblickt und den ersten kräftigen Atemzug getan, schon beginnt es sich mit allen Gliedmaßen zu bewegen und zu strecken. Mit dem ersten befreiten Lebensschrei beginnt der lebenslange »Kampf« gegen die Schwerkraft der Erde, der sich der Mensch (und nicht nur er) mit seiner Aufrichtung entgegenstellt. Aufrichtung und Dehnung – und damit Stretching – sind zwei lebenslange Partner.
Stretching ist also keine Erfindung unserer Zeit und schon gar nicht – wie manche vermuten – eine neue Modewelle aus den USA, obwohl der neue Trend zu Dehnungsübungen von dort wichtige Impulse erhielt. Stretching ist die konsequente Fortsetzung eines Fitneß-Trends, dessen Wert Insider schon längst erkannten und in sportliche Programme integrierten.
Noch immer sind es jedoch viel zu wenige, die Stretching als wesentlichen Bestandteil sportlicher Betätigung erkannt haben.
Als Pionier gilt Bob Anderson – ein amerikanischer graduierter Sportpädagoge an der California State University – ein junger sportbegeisterter Mann, der mit großem Elan die Amerikaner Stretchen lehrte und damit eine Bewegung auslöste, die in der Zwischenzeit auch bei uns viele Anhänger in ihren Bann gezogen hat.
Anfänglich gab es nur oberflächliche Informationen über Stretching; nicht wenige vermuteten etwas Ähnliches wie Yoga oder autogenes Training. Immerhin wurde von besserem Wohlbefinden und ausgeprägter Entspannung berichtet, die ja ebenfalls zu Zielvorstellungen solcher Techniken zählen.

Wie so oft kämpfen neue Ideen zunächst gegen Mißverständnisse und Fehl- sowie Überinterpretationen an, bis endlich nach einem Prozeß der Klärung ein objektives Bild entsteht.
Zu Beginn der siebziger Jahre bemühten sich zunächst amerikanische Wissenschaftler wie Holt, Hartley, Russel u. a., unterschiedliche Methoden des Stretchings wissenschaftlich zu untersuchen und zu belegen. Bereits viel früher befaßte sich Kabat aus medizinisch motivierten Anlässen mit Dehnungstechniken zur Therapie spezieller Bewegungsstörungen. Knott und Voss arbeiteten weiter an diesem Thema und erreichten Weiterentwicklungen. Skandinavische Wissenschaftler wie Ekstrand, Nielsen und Asmussen, aber auch Jungwirth und Myrenberg sowie Nordenbork und Grahn lassen sich neben Willan und Nyström in die Liste derjenigen Persönlichkeiten eintragen, die sich wissenschaftlich mit Stretching befaßten.
Die methodische Anwendung des Stretchens ist keinesfalls eine Entdeckung des 20. Jahrhunderts oder gar der jüngeren Vergangenheit. In Bangkok fand man Skulpturen aus dem ersten Jahrhundert vor Christi Geburt, auf denen Stretchübungen dargestellt sind. Auch im indischen Yoga gab es Entwicklungen, die an Dehnungsübungen erinnern; ebenso beweisen uralte chinesische Schriftrollen einen imponierenden Wissensstand über gymnastisches Dehnen.
Auch in der Medizin wurden die positiven Wirkungen gezielter Dehnungstechniken im Rahmen der modernen Bewegungstherapie erkannt und therapeutisch genutzt.
Daß Akrobaten und Balletttänzer schon immer das Stretching in ihre tägliche gymnastische Arbeit integrierten, leuchtet jedem ein. Seit Turnen, Eiskunstlauf, Kunstspringen und rhythmische Gymnastik Leistungssportarten sind, gehört auch hier zum täglichen Training intensives Stretchen. Dehnungstechniken sind im Leistungs- und Hochleistungssport kaum mehr wegzudenken.
Nicht selten ist mangelhafte Beweglichkeit zum leistungslimitierenden Faktor geworden. Der englische Nationaltrainer Paddy Gerratt sowie die Bundestrainer der deutschen Schwimm-Nationalmannschaft Niels Bouws und Manfred Thiesmann erkannten frühzeitig die außerordentlich wichtige Bedeutung des Stretchings im modernen Schwimmhochleistungssport und bauten gezielte Dehnungstechniken konsequent in das tägliche Trainingsprogramm ein.
Heute sind die Schwimmerinnen Franziska van Almsick, Weltmeisterin, Weltrekordlerin und vielfache Europameisterin, sowie

die junge Europameisterin Julia Jung, darüber hinaus die erfolgreiche Athletin der rhythmischen Sportgymnastik Magdalena Brzeska als Beispiele vollendeter sportlicher Flexibilität zu nennen, ebenso wie der Olympiasieger Dieter Baumann und seine schwarzen Konkurrenten Moses Kiptanui und Haile Gebreselassi. Nicht zu vergessen sind der Hürdensprinter Florian Schwarthoff, aber auch Gewichtheber-Weltmeister Manfred Nerlinger, Boxweltmeister Henry Maske, Skisprung-Doppelolympiasieger Jens Weißflog, mehrfacher Tour-de-France-Sieger Miguel Induràin, Weitsprung-Olympiasiegerin und Weltmeisterin Heike Drexler, Hochsprung-Olympiasiegerin Heike Henkel, Fußballstar Jürgen Klinsmann, Stabhochsprung-Weltrekordler Sergej Bubka, Basketball-Superstar Michael Jordan und schließlich Formel-1-Weltmeister Michael Schumacher – Hochleistungssportler, die sportliche Höchstleistung und ausgeprägte Beweglichkeit vollendet und erfolgreich verbinden.

Stretching ist zwar im Leistungssport schon längst etabliert, wird aber immer noch zu wenig in das Training von Freizeit-, Hobby- und sogar von manchen Hochleistungssportlern integriert.

Stretching darf nach heutigen sportmedizinischen Erkenntnissen in keiner Sportart mehr fehlen.
Möglicherweise ist bei uns deswegen die Stretching-Bewegung erst vor wenigen Jahren so richtig zum Durchbruch gekommen, weil in unseren Fitneß-Programmen zu sehr die Entwicklungen von Kondition, Kraft und Ausdauer im Vordergrund standen.
Diese sportlichen Schwerpunkte sind selbstverständlich zu begrüßen, weil sie positive gesundheitliche Effekte zur Folge haben und den Organismus leistungsfähiger machen, darüber hinaus auch zu einer belastbareren und ausgeglicheneren Psyche beitragen. Werden sie jedoch zu einseitig betrieben, dann wird eine der wesentlichen Funktionen des menschlichen Organismus vernachlässigt – seine Beweglichkeit und Geschmeidigkeit.
Schon in den fünfziger Jahren prägte der bekannte Münchner Sportarzt Dr. Kochner sein sportpädagogisches Leitbild: »Leben ist Bewegung, Bewegung ist Leben.« Bessere Gelenkigkeit und Beweglichkeit sind nicht nur eine sinnvolle Forderung für einen gesunden, aber passiven Körper, sondern auch die Antwort auf die Frage, wie sportliche Leistungsfähigkeit gesteigert werden kann.

Stretching entspricht einem natürlichen Instinkt und Bewegungsdrang. Jeder gesunde Mensch hat vor allem nach langer Ruhe ein geradezu vitales Bedürfnis, sich zu recken und zu dehnen; auch in der Tierwelt ist ein natürliches »Dehnbedürfnis« sowohl nach jeder Ruhe als auch vor jedem Kampf zu beobachten. Das Dehnungsgefühl ist uns als wichtige Bewegungsfunktion gewissermaßen »in die Wiege« gelegt. Stretching entspringt natürlichem Verhalten.

Was heißt Stretching?

Wenn wir den Begriff Stretching in die deutsche Sprache übersetzen, dann benutzen wir eine Vielzahl unterschiedlicher Wörter wie dehnen, strecken, recken, biegsam, geschmeidig, beweglich, elastisch, zügig (Schweizerdeutsch), flexibel, gelenkig, wendig, nachgeben.
Wenn ein sportliches Training dem Bewegungsapparat unseres Organismus diese vielseitigen Fähigkeiten vermitteln will, dann ist dazu regelmäßiges Stretching erforderlich.

Stretching ist die konsequente und systematische Anwendung von verschiedenen Dehnungstechniken, damit die körperliche Gelenkigkeit, Beweglichkeit und Flexibilität und die damit verbundenen physiologischen Funktionen verbessert werden.
Hinzu kommt, daß im Gegensatz zu früheren Dehnungsmethoden Stretching eine wissenschaftlich begründete Form der Gymnastik darstellt, die die Dehnungseigenschaften von Muskeln, Sehnen, Bändern, Gelenkkapseln und Muskelhüllen (Faszien) sowie deren Nachbargeweben nachweislich verbessert.

Sowohl in der Medizin als auch in der Psychologie stieß man bei Untersuchungen auf ein interessantes Phänomen: Mit zunehmender Ungelenkigkeit, Unbeweglichkeit und Steifheit verliert der Mensch auch sein Bewegungs- und Körpergefühl; verbessert man jedoch Gelenkigkeit, Beweglichkeit und Geschmeidigkeit, dann entwickelt sich wieder die bewußte Empfindung für Bewegung und Körperfunktionen.
Die Dehnungseigenschaften des Körpers zu trainieren, verschafft also auch ein **ausgeprägtes Körperbewußtsein** und

mit diesem ein positiv stimuliertes Gesundheitsbewußtsein. Was bereits in der Medizin des klassischen Altertums bekannt war, rückt heute wieder in den Vordergrund, nämlich der enge Zusammenhang zwischen körperlichen und seelischen (psychosomatischen) Funktionen des menschlichen Organismus. Deswegen überrascht es nicht, wenn in psychosomatischen Kliniken und therapeutischen Rehabilitationseinrichtungen Stretching-Programme sogar ärztlich verordnet sind, damit sie durch das Erlebnis von Spannung und Entspannung und durch die Beseitigung von Verkrampfungen auch das **psychische Wohlbefinden** steigern. Stretching ist also auch als Bewegungsmethode mit psychosomatischen Effekten zu definieren.

Bekanntlich entwickeln sich mit zunehmendem Alter am Bewegungsapparat Verschleißerscheinungen, in deren Folge die Fähigkeiten von Gelenkigkeit und Geschmeidigkeit eingeschränkt werden. Unter diesem Gesichtspunkt kann ernsthaft diskutiert werden, daß frühzeitig regelmäßig praktiziertes Stretching die Funktionen von Muskeln und Gelenken aktiviert und damit durchaus derartigen Alterungsprozessen entgegenzuwirken vermag.

Man weiß heute, daß für die Gelenkernährung ein optimaler Gelenkinnendruck erforderlich ist, der im wesentlichen durch die Spannung der das Gelenk bedienenden Muskeln bestimmt wird. Ist die Muskelspannung normal, dann herrschen optimale Ernährungsverhältnisse im Gelenk. Weicht der Muskeltonus von der Norm ab, dann wird insbesondere die Ernährung des Knorpels im Gelenk beeinträchtigt.

Sind die Muskeln gut ausgebildet und besteht zwischen den einzelnen Muskelgruppen eine natürliche Balance, dann wird das Gelenk normal belastet und funktionell geführt. Haben sich dagegen muskuläre Dysbalancen entwickelt, dann wird das Gelenk einseitig belastet und in minimalen oder sogar ausgeprägten Fehlstellungen geführt. Gleichzeitig ist der Gelenkinnendruck verändert und die Knorpelernährung beeinträchtigt.

In folgerichtiger Konsequenz soll Stretching letztlich ausgeglichene und natürliche Gelenkfunktionen erzielen.

Stretching will einige wichtige Bewegungsfunktionen des menschlichen Organismus und seine Leistungsfähigkeit positiv beeinflussen. Fazit: Stretching ist gezieltes Dehnen der Bewegungsorgane.

Jeder kann stretchen

Wenn Bewegung zu den vitalsten Funktionen des Lebens zählt, wenn in jeder Sportart der spielerische Umgang mit der Bewegung Mittelpunkt des Interesses und der Leistung ist, dann ist die Frage, wer stretchen soll, schon fast von selbst beantwortet. Die Antwort lautet kurz und überzeugend: Jeder gesunde Mensch und vor allem jeder aktive Sportler kann und soll stretchen. Dabei kann das Dehnungstraining von Hobby- und Freizeitsportlern genausogut eingesetzt werden wie von Hochleistungs- und Profisportlern. Ihnen bringt es die größten Erfolge.
Aber auch der sportlich weniger Ambitionierte kann von einem regelmäßig durchgeführten Stretch-Programm profitieren. Wer kennt nicht den Zustand von Abgespanntheit, Müdigkeit und Steifheit vom langen Sitzen zu Hause oder im Wartezimmer, im Auto oder Flugzeug, in Sportstadien oder im Fernsehsessel, im Büro oder in der Werkhalle? Wie angenehm wohltuend und belebend ist dann ein herzhaftes Dehnen und Recken.

Jedes Stretch-Programm ist auf den einzelnen Menschen individuell abzustimmen und muß Alter, Gewicht, Geschlecht, Sportlichkeit, Gelenkigkeit und Gesundheitszustand berücksichtigen.
Aber weder sportliche Begabungen noch eine bestimmte körperliche Kondition sind Voraussetzungen für den Beginn eines Stretchtrainings.

Wer jedoch Gelenk-, Muskel-, Sehnen-, Bänder- und Gelenkkapselverletzungen oder gar Operationen hinter sich hat und andere schmerzhafte Beschwerden am Bewegungsapparat beobachtet oder über längere Zeit keinerlei sportliche oder ähnliche körperliche Aktivität betrieben hat, der sollte vor Beginn systematischer Dehnungsübungen den Arzt aufsuchen und sich von ihm beraten lassen. Stretching fällt bis zur Heilung im Bereich frischer und schmerzhafter Verletzungsfolgen aus.
Auch sollte jeder, der das 4. Lebensjahrzehnt überschritten hat und durch langjährigen Bewegungsmangel konditionell geschwächt ist, vor Beginn des Dehnungstrainings ein Übungsprogramm absolvieren, mit dem er seine muskuläre Kraft verbessert, vor allem dann, wenn Verschleißerscheinungen an Gelenken und an der Wirbelsäule festzustellen sind.
Immer sollte der von Sportwissenschaft und Sportmedizin in den Mittelpunkt gerückte Grundsatz unbedingt beachtet wer-

den: erst Kraft, dann Dehnung. Dieses Prinzip bewährt sich nicht nur in der Bewegungstherapie, sondern auch beim gesunden älteren Menschen, der nach langjähriger Sportpause und chronischem Bewegungsmangel die Entscheidung getroffen hat, ein körperlich aktiveres Leben zu führen und deswegen auch mit Dehnungstechniken zu beginnen. Schon nach wenigen Wochen der »Kräftigungsphase« wird bei ihm das Stretchen um so effektiver sein.
Stretchen kann jeder, nur mancher muß zunächst seine Voraussetzungen verbessern.

Kein Training ohne Stretching

Eine Verbesserung der körperlichen und sportlichen Leistungsfähigkeit ist nicht von heute auf morgen, sondern nur durch systematisches, sinnvolles und regelmäßiges Training möglich.
Die anatomischen, physiologischen und biologischen Gegebenheiten des Organismus sind so entwickelt und angelegt, daß alle funktionellen Veränderungen eine allmähliche Anpassung des Körpers zur Folge haben. Jeder regelmäßige und ausreichend intensive Bewegungs- und Belastungsreiz löst im Organismus Anpassungsprozesse aus, die sich allmählich und langsam vollziehen.
So wie durch Bewegungsmangel – also durch fehlende oder zu schwache Bewegungsreize – bereits in wenigen Wochen und Monaten Zeichen von Leistungsschwäche auftreten, so vermögen umgekehrt sportliche Aktivitäten die körperliche Fitneß ebenfalls erst nach einiger Zeit zu steigern bzw. wiederherzustellen.

Der Grundsatz allmählicher biologischer Anpassungen gilt auch für das Stretching. Regelmäßiges Trainieren lautet also die Devise für zielgerichtetes und erfolgreiches Dehnen.

Schon an dieser Stelle sei jedem, der den Entschluß gefaßt hat, ein Stretchtraining aufzunehmen, zugesichert, daß bereits nach drei bis vier Wochen erste Ergebnisse in der Verbesserung der Beweglichkeit und Gelenkigkeit als Erfolgserlebnis festzustellen sein werden. Der Grad der Motivation bestimmt bekanntlich jedes Training und entscheidet damit in hohem Maß über den Erfolg. Die innere Absicht, also der zielgerichtete Wille, etwas Positives und Erstrebenswertes zu erreichen, wird sich stets günstig auf das Lockerungs- und Dehnungstraining auswirken. Vor

allem sportlich ambitionierte Athleten werden keine Schwierigkeiten haben, sich für ein Stretch-Programm zu motivieren, weil sie ohnehin aus eigener Erfahrung regelmäßiges Training kennen und deswegen auch eine positive Einstellung gegenüber solcher Routine mitbringen.
Jeder Hobby- oder Hochleistungsathlet weiß um die vitalisierende und gesundheitsfördernde Wirkung sportlicher Aktivität. Bewegungsmangel ist für sie gleichbedeutend mit Verschlechterung der sportlichen Leistungsfähigkeit. Fit und in Form zu sein ist ihre Alternative zu den unerfreulichen Folgen von Bequemlichkeit und Trägheit, nämlich Unlust, Müdigkeit, Schlappheit, muskuläre und psychische Verspannungen, Verkrampfungen und gesundheitliche Anfälligkeit.
Wer sportlich aktiv ist, weiß auch aus eigenem Erleben um die angenehme und wohltuende Wirkung von Dehnungen nach erschöpfendem Training oder Wettkampf, wenn die Muskulatur »sauer« und verspannt ist, sich jedes Gelenk schon bei leichter Bewegung unangenehm bemerkbar macht und man sich am liebsten nur noch hinstrecken und liegen möchte.
Dann fordert Stretching zwar innere Überwindung – aber anschließend folgt die Wohltat mit angenehmer Entspannung und viel besserem Gefühl als zuvor.
Idole und Vorbilder können immer zweierlei Motivation auslösen: Ansporn oder Resignation. Ansporn, das gleiche Ziel zu erreichen, Resignation, weil das Ziel unerreichbar scheint. Deswegen ist es eigentlich bei Beginn des Stretch-Trainings gut, sich nicht an irgendwelchen Vorbildern zu orientieren, die bereits ein Stadium von Akrobatik und höchster Vollendung erreicht haben.

Jedes einzelne Individuum verfügt über seine ureigene Fähigkeit und Entwicklung von Beweglichkeit und Geschmeidigkeit. Jeder unterscheidet sich vom anderen. Wer sich – aus falsch verstandenem Ehrgeiz – zu hohe und möglicherweise nie erreichbare Ziele setzt, ist in Gefahr, auf halbem Weg ganz aufzugeben.

Stretching darf auch nie in Verbissenheit ausarten, sondern sollte selbstverständlicher Teil des Trainingsprogramms aller Sportler sein und vor allem auch Spaß machen. Jeder, der regelmäßig Dehnung trainiert, wird nicht selten die überraschende Erfahrung machen, auch für andere Sportarten bessere Voraussetzungen erhalten zu haben. So gesehen wirkt Stretching

sportlicher Monotonie und Einseitigkeit entgegen und befähigt zu sportlicher Vielseitigkeit.
Jedes übertriebene Training birgt die Gefahr von Rückschlägen und Verletzungen in sich. Das gilt auch für fehlerhaftes und übertriebenes Dehntraining. Das adäquate – also das individuell passende – Stretch-Programm ist das schadlose und erfolgversprechende Dehnungstraining. Es fördert die Beweglichkeit und verhindert negative Effekte.

Stretching ist Training mit Körpergefühl im Umgang mit einem sensiblen, aber belastbaren und zugleich anpassungsfähigen Organismus.

Kapitel 2
Die komplexe Wirkung des Stretchings

Größere Beweglichkeit der Gelenke

Der weit über die deutschen Grenzen hinaus bekannte Wissenschaftler, Orthopäde und Autor zahlreicher Publikationen, Prof. Dr. H. Cotta, Heidelberg, gab einem seiner populär geschriebenen Bücher den Titel »Der Mensch ist so jung wie seine Gelenke«. Damit pointierte er die außerordentlich wichtige Rolle der Gelenke als die bedeutenden Bewegungsorgane des Menschen. Sie sind im wahrsten Sinne des Wortes Dreh- und Angelpunkt jeder Haltung und Bewegung und bestimmen in entscheidender Weise die Möglichkeiten und Grenzen unseres Spielraums und Aktionsradius.
Auf wunderbare Weise verbinden die Gelenke alle Glieder zu einer dreidimensional sich bewegenden Funktionskette. Je beweglicher und belastbarer die Gelenke sind, um so variabler ist unser Stütz- und Bewegungsapparat. Genau betrachtet ist das Ausmaß der Bewegungsfähigkeiten unserer Gelenke und deren Bewegungsorgane imponierender Ausdruck unserer körperlichen Freiheit und Dynamik. Solange die Gelenke optimal, lautlos und schmerzfrei funktionieren, ist das für jeden selbstverständlich. Meist wird uns die überragende und vitale Bedeutung der Gelenke erst dann voll bewußt, wenn wir am eigenen Leib oder an anderen Menschen erlebt haben, wenn durch Krankheit, Unfall oder Alter die Bewegung der Gelenke drastisch eingebüßt wurde. Andererseits beweist jeder gesunde Sportler, wie anpassungs- und entwicklungsfähig, aber zugleich auch belastbar die Beweglichkeit unserer Gelenke ist.

Vereinfacht dargestellt wird das **Gelenk** durch zwei knorpelüberzogene Knochenenden gebildet, die von einer sie schützenden und ernährenden Gelenkkapsel umhüllt werden und durch feste Bänder Stabilität erhalten.

Erst durch raffiniert und perfekt angelegte Muskelgruppen, die über das Gelenk hinwegziehen und durch sowohl das bewußte als auch das autonome Nervensystem gesteuert und koordiniert werden, bekommen sie ihre eigentliche Bewegungsfunktion.
All diese Gewebsstrukturen werden auf vollendete und großartige Weise über das Gefäßsystem versorgt und erhalten.

Solange die Gelenke optimal bewegt, geführt und ernährt werden, bildet die innere Schleimhaut der Gelenkkapsel (Synovialis) ausreichend Gelenkschmiere (Synovia), eine farblose, fadenziehende Flüssigkeit, die ein perfektes und lautloses Gleiten der knorpelüberzogenen Gelenkpartner gewährleistet, die dadurch auch gleichzeitig mit Nährstoffen versorgt und von den sich dabei bildenden Endprodukten entsorgt werden. Dies macht deutlich, daß die Gesamtfunktion jedes Gelenkes auf Bewegung angelegt ist.
Sobald jedoch in den Gelenken Bewegung vernachlässigt oder sogar auf längere Zeit – etwa durch Ruhigstellung nach Verletzungen und Operationen – eingestellt wird, läßt die Produktion der Gelenkschmiere nach, es entstehen Verklebungen, Verbackungen und Rauhigkeiten, deren Folge mehr oder weniger ausgeprägte Versteifungen sind. Auf diesen Funktionsverlust bezieht sich das Sprichwort: »Wer rastet, der rostet.« Auch ein ansonsten völlig gesundes Gelenk versteift nach einiger Zeit der Ruhigstellung, d. h. der Bewegungslosigkeit.
Wird es jedoch danach in sinnvoller Weise – ggf. unter fachlicher Anleitung – wieder bewegt, dann kann die »Einrostung« wieder beendet und natürliche Bewegung erreicht werden, gewissermaßen durch »Wiederbelebung« eines Gelenkes. Es kommt wieder zur Bildung von Gelenkschmiere, Verklebungen und Verbackungen lösen sich, Gewebs- und eingetrocknete Schmierreste werden zerkleinert und abtransportiert, so daß meist die ursprüngliche Gelenkfunktion wiedergewonnen wird.

Die verschiedenen Methoden des Stretchings greifen gezielt in die Mobilitätseigenschaften der Gelenke ein und erweitern die Bewegungsausschläge jedes in die Dehnung einbezogenen Gelenkes. Die Beweglichkeit aller Gelenke wird durch ihre Stabilitätsorgane begrenzt; das ist vor allem der Kapsel-Band-Apparat, welcher aus straffem Bindegewebe besteht;

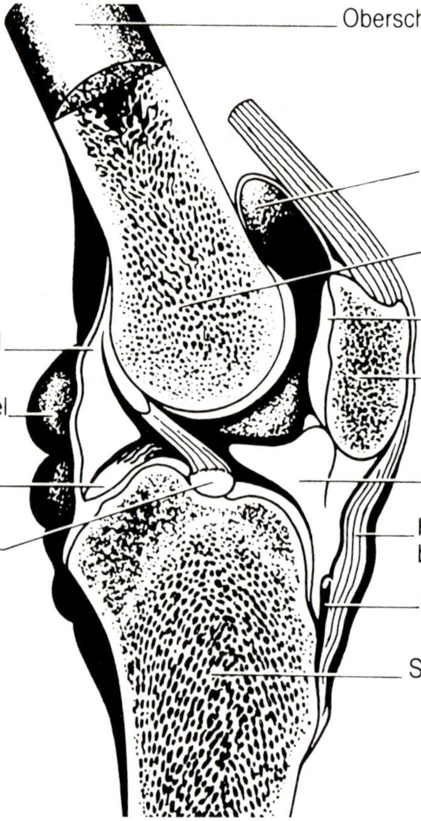

seltener wird der Endausschlag (Endgefühl) eines Gelenkes durch Knochen begrenzt. Alle Dehnungstechniken haben das Ziel, das jeweilige Endgefühl zu erweitern.
Wie bereits zuvor verdeutlicht wurde, wird mit verbesserter Gelenkbeweglichkeit auch die Versorgung und Ernährung aller Gelenkanteile, also Knorpel, Gelenkkapsel und Bänder (im gegebenen Fall auch Minisken und mit Einschränkung auch Bandscheiben) optimiert.

Stretching greift also mit seiner Zielsetzung in wesentliche Funktionen der Gelenke und deren Mobilität ein und vermag das Endgefühl seiner Bewegungsebenen deutlich zu erweitern. Mit der durch Stretching erzielten größeren Mobilität und Beweglichkeit der Gelenke verbessert sich auch die sportliche Ausnutzung des gewonnenen Bewegungsausmaßes: Mit zu-

nehmender Beweglichkeit des Schultergelenkes vermag der Schwimmer seinen Armzug und der Skiläufer seine Stockarbeit, der Speerwerfer und der Handballer die Wurfdynamik sowie der Turner und Eiskunstläufer seinen Bewegungsausdruck zu vergrößern und damit meßbare Leistungen zu verbessern.
Gleiches gilt für alle Sportarten, die beispielsweise durch gelenkigere Beine eine größere Schrittlänge erhalten und dadurch ihre sportliche Leistung steigern. In gesteigertem Maß gelten diese Überlegungen für die Beweglichkeit der Wirbelsäule, die – einem Wunderwerk gleich – über eine Vielzahl von Gelenken verfügt.
Die durch Stretching **verbesserte Gelenkmobilität** vergrößert unsere Reichweite.

2

Bessere Elastizität der Muskeln, Sehnen und Bänder

In erster Linie zielen sämtliche Dehntechniken im Stretching-Programm auf die Muskulatur und das sie steuernde Nervensystem, die zusammen die neuromuskuläre Einheit bilden. Daraus entwickeln sich auch die jeweils zur Anwendung kommenden Dehnmethoden.

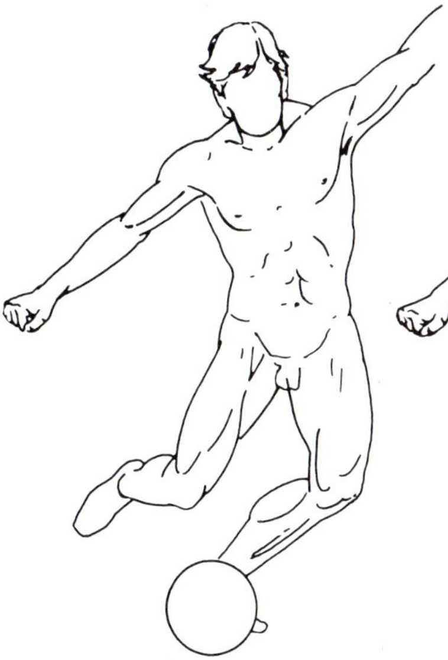

Bewegung ist Gesamtfunktion vieler Muskeln

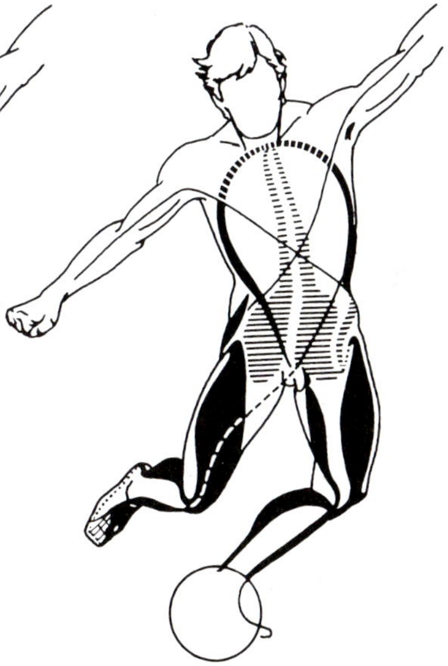

Muskelschlingen, Muskelketten

Es ist auch die Muskulatur, die auf Dehnung am deutlichsten reagiert. Dies ist mit ihrem anatomischen Aufbau und der hochkomplizierten Steuerung durch das Nervensystem erklärbar.
Obwohl es dem unbefangenen Betrachter zunächst vielleicht nicht einleuchtet, ist festzustellen, daß der gedehnte Muskel sich sowohl bei der aktiven als auch bei der passiven Stretchmethode höchst aktiv verhält.
Der Muskel reagiert auf jede plötzliche, schnelle und ruckartige Bewegung mit einer Kontraktion, d.h. er verkürzt sich durch Zusammenziehen. Diese Verkürzung ist ein wichtiger Schutzreflex gegen Zerreißung.

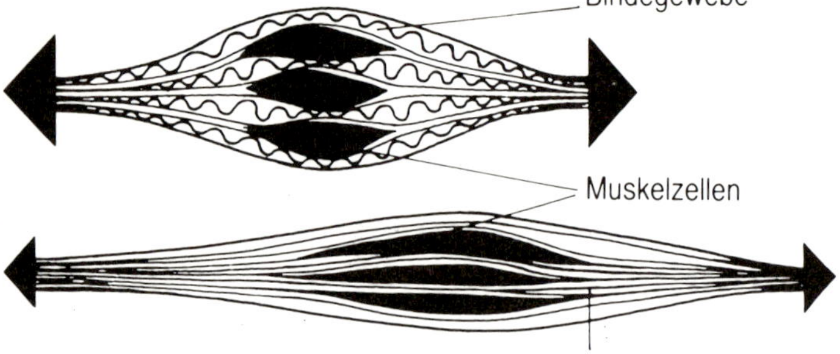

Bei richtig ausgeführter Dehnung entsteht keine Verkürzung des Muskels, sondern ein kontrolliertes Nachgeben und Verlängern. Dies erklärt, warum falsch ausgeführte Dehnübungen (Wippen, Federn, Zerren) nicht nur keine Elastizitätsverbesserung des Muskels erreichen, sondern sogar zu Verletzungen führen können.
Das aktive Reflexgeschehen in der gedehnten Muskulatur erklärt u.a. auch, daß sogar bei passiven Dehnübungen der Sportler nach relativ kurzer Zeit mit feuchter Haut durch Schweißbildung (Transpiration) als äußeres Zeichen der gesteigerten inneren Muskelaktivität reagiert.
Der gesunde Muskel kann bis zu seiner zweifachen Normallänge ohne Schaden gedehnt werden. So wird plausibel, daß ein ursprünglich verkürzter Muskel sehr schnell an Elastizität gewinnt, was auch den relativ schnellen Anfangserfolg beim Stretchtraining erklärt.

Darüber hinaus wird aber die Beweglichkeit eines Gelenkes auch durch verbesserte Elastizität der Sehnen, Bänder, Ge-

lenkkapseln und Muskelfaszien (bindegewebige Muskelhüllen) erreicht.
Diese sogenannten **passiven Bewegungsorgane** sind zwar längst nicht in dem Maß wie der Muskel als aktives Bewegungsorgan mit Elastizitätseigenschaften ausgestattet; sie haben auch viel mehr die spezielle Funktion der Haltearbeit, Bewegungen zu begrenzen und Gelenke zu schützen, was vor allem auf den Bandapparat zutrifft.
Wissenschaftliche Untersuchungen haben jedoch nachgewiesen, daß auch diese passiven Bewegungsorgane in ihrer Geschmeidigkeit und Elastizität durchaus durch Stretching positiv zu beeinflussen sind und deswegen neben der Muskulatur ebenfalls Ziel des Dehnungstrainings sind.

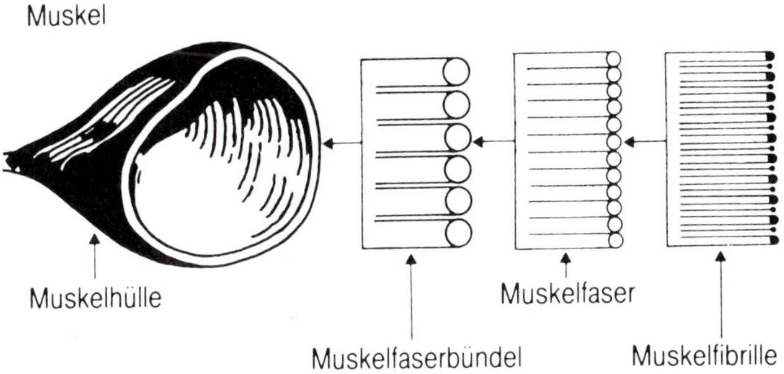

Letztlich sind alle Gelenke in ihren Bewegungsausschlägen bis zum Endgefühl durch den Kapsel-Band-Apparat begrenzt. Unabhängig davon wird die tatsächliche Bewegungsreichweite eines bestimmten Gelenkkomplexes durch die willkürliche Muskelarbeit bestimmt und beschreibt den Weg von der kompletten Streckung bis zur völligen Beugung eines Gelenkes. Dieser aktive und willkürlich durch Muskelarbeit mögliche Bewegungsausschlag unterscheidet sich von der passiven Dehnbarkeit der gleichen Bewegungsebene.
Das aktive Bewegungsausmaß ist deutlich kleiner als die passiv erreichbaren Bewegungsausschläge, die durch das Eigengewicht, durch Geräte oder durch einen Trainingspartner erreicht werden.
Ziel jeder Dehnungsarbeit ist letztlich die Erweiterung der aktiven Beweglichkeit, deren Ausmaß mit Dehnungstechniken wesentlich gefördert werden kann.

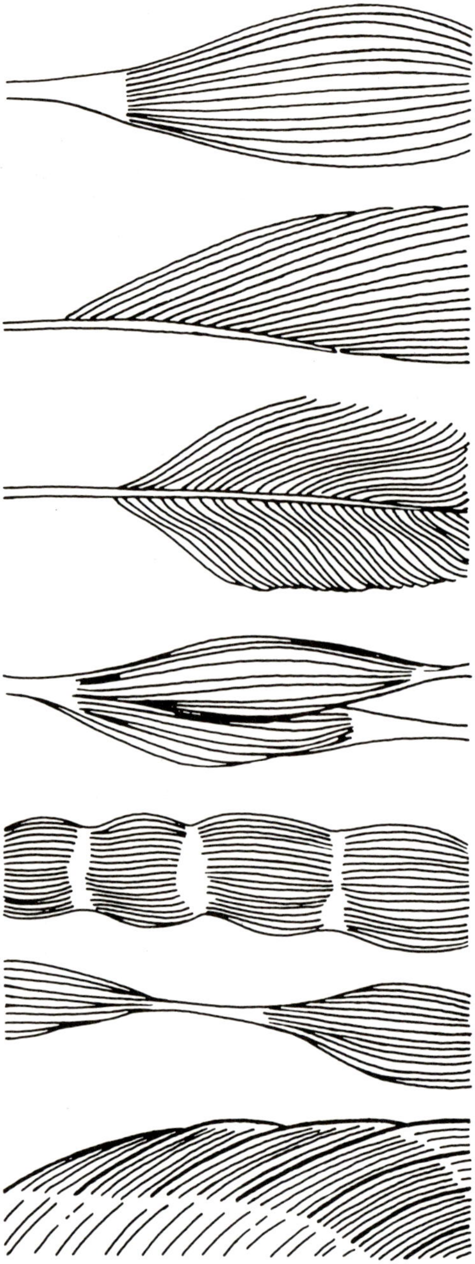

Je nach Bewegungsfunktion besitzt der Körper sehr unterschiedliche Muskeltypen

Die passive Beweglichkeit muß jedoch in einer gesunden Relation zur aktiven Beweglichkeit stehen; eine übermäßige Beweglichkeit der Gelenke (Hypermobilität), die aktiv nicht sicher geführt werden kann, stellt in manchen Sportarten unter Umständen ein zusätzliches Verletzungsrisiko dar. In solchen Fällen ist darauf zu achten, daß zuerst die Muskulatur durch gezieltes Krafttraining einen echten Kraftzuwachs erfährt, bevor mit Dehnungstechniken zusätzlich gearbeitet wird.

Wichtig für das Verständnis der Wirkungsweise des Stretchings ist auch, daß nicht nur die Muskulatur, sondern auch die scheinbar nur passiven Bewegungsorgane wie Sehnen, Bänder, Gelenkkapseln, mit sensiblen Nerven (Rezeptoren) ausgestattet sind, deren Aufgabe es ist, den jeweiligen Spannungszustand im Gewebe zu messen und an das Zentralnervensystem (Rückenmark und Gehirn) durch elektrische Impulse weiterzumelden, damit dort die jeweilige Stellung eines Gelenkes im freien Raum festgestellt und dem Bewußtsein vermittelt werden kann.

Diese hochsensiblen »Sinnesorgane« am Bewegungsapparat steuern gleichzeitig über raffinierte und unbewußte Reflexvorgänge die Koordination aller Bewegungsabläufe sowie auch unsere Haltung.

Die genannten Rezeptoren stellen zu jedem Zeitpunkt fest, in welcher Position sich ein Körperteil im freien Raum, d.h. zur Schwere befindet.

So hat beispielsweise eine geringfügige Gewichtsverlagerung eines stehenden oder sitzenden Menschen zur Folge, daß sofort zur Erhaltung des Gleichgewichts bestimmte Muskeln der Gegenseite durch Erhöhung ihrer Spannung aktiviert werden. Dieser komplexe Vorgang, dem wir unsere gesamte Balance und Gleichgewichtsfähigkeit verdanken, funktioniert nicht nur willkürlich, sondern auch autonom, d.h. ohne Zutun unseres Bewußtseins dank der Ausstattung unseres Bewegungsapparates mit den oben genannten Rezeptoren. So verdanken wir dem Zusammenspiel von Rezeptoren und zentralem Nervensystem die koordinative Muskelsteuerung, die dafür sorgt, daß wir uns stets im Schwerpunkt in bezug auf die ständig auf uns einwirkende Schwerkraft befinden. Konkretes Wissen über die Elastizitätsfähigkeit der verschiedenen Gewebe erleichtert das richtige Stretchen.

Gleitfähigeres Gewebe

Obwohl der menschliche Organismus mit unzähligen Empfindungs- und Gefühlseigenschaften ausgestattet ist, so ist doch festzustellen, daß – zum Glück – die meisten Vorgänge und Funktionen im gesunden Körper nicht empfunden und wahrgenommen werden können.
So spüren wir beispielsweise nicht, daß bei jeder Bewegung ein geräuschloses und weiches Verschieben vielfacher Gewebsschichten zueinander erfolgt. Da verschieben sich Muskelfasern und Muskelbündel innerhalb desselben Muskels, es gleiten benachbarte Muskelgruppen aneinander; auch verschieben sich Bänder untereinander und diese wiederum gegen Gelenkkapseln, aber auch Sehnen gegen Bänder und beide wieder gegen benachbarte Muskelfaszien; an kritischen Stellen sind Schleimbeutel als zusätzliche »Gleitverbesserer« dazwischen gelegt. Natürlich verschieben sich auch die Knorpelenden der Knochen gegeneinander; hinzu kommt auch die ständig pulsierende Bewegung der Blut- und Lymphgefäße; auch das überall vorhandene Nervengewebe ist allen Bewegungen ausgesetzt. Alle Sehnen sind zusätzlich von einem Gleitgewebe umgeben oder befinden sich sogar in den sie schützend einhüllenden Sehnenscheiden. Auch die Haut verschiebt sich bei jeder Bewegung in sich und gegen darunterliegende Fett- und Bindegewebe sowie andere Schichtungen.

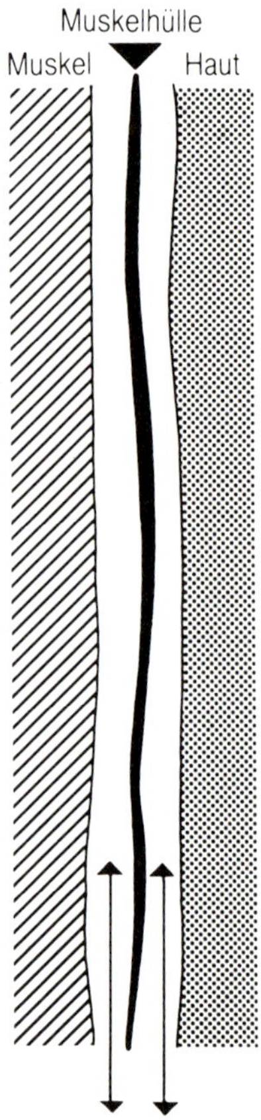

Die verschiedenen Gewebsschichten werden bei häufigen und immer wiederkehrenden Bewegungen ständig »geschmiert« und besitzen dadurch optimale Gleitfähigkeit. Auch diese Gleitvorgänge bestimmen die Elastizität des Gewebes und den Grad der Bewegungsausschläge.

Bei Bewegungsmangel und zu geringen Bewegungsausschlägen werden die Gewebsschichten schlechter oder gar nicht

mehr »geschmiert«; darüber hinaus können bei Bewegungsmangel und eingeschränkter Beweglichkeit die verschiedenen Gewebsschichten zueinander verkleben, verbacken, verlöten oder sogar – bei sehr langer Ruhigstellung – durch die Neubildung von Bindegewebe vernarben und verwachsen.
So wird es verständlich, daß mit einsetzender Verschlechterung der Verschieblichkeit der Gewebsschichten zueinander auch der mechanische Widerstand für jede Bewegung zunimmt und Bewegungsausschläge eingeschränkt werden. Im schlimmsten Fall entstehen Kontrakturen, also krankhafte Bewegungseinschränkungen und Versteifungen, die weder aktiv noch passiv überwunden werden können.
Steifheit und Immobilität haben in einem hohen Maß damit zu tun, daß wir »eingerostet« sind, d.h. Gleit- und Bewegungsvorgänge an unserem Bewegungsapparat eingebüßt haben.
Wir können also sagen, daß es sich bei einem versteiften und kontrakten Gelenk um einen sehr komplexen Vorgang handelt: zu wenig Gelenkschmiere, Kapselschrumpfung, verkürzte Bänder, verkürzte Muskeln und Sehnen, verklebte Gewebsschichten und das Ganze schlecht durchblutet und ernährt.
Stretching will nicht nur Steifheit verhindern, sondern optimales »Gewebsgleiten« erzielen, wodurch selbstverständlich auch Bewegung mit weniger Energieaufwand (Muskelarbeit) erzielt wird.

Schonende und ökonomische Bewegungsausführung

Wenn also ein Bewegungs- und Dehnungstraining die Gelenkmobilität und Elastizität der Gewebsstrukturen steigert und eine bessere »Schmierung« besorgt, dann folgert daraus die logische Konsequenz, daß die Bewegungen mit weniger Kraftaufwand und damit sowohl leichter als auch ökonomischer, d.h. energiesparender auszuführen sind.
Ein zusätzliches positives Ergebnis des Stretchtrainings: Bewegungen werden runder, besser koordiniert, sicherer und eleganter. Man erinnere sich dabei nur an Hürdenläufer, Eiskunstläufer, Kunstspringer, Hochspringer, Turner, rhythmische Wettkampfgymnastik und andere besonders beweglichkeitsbetonte Sportarten.
So kämpft ein in den Schultergelenken steifer Schmetterlingsschwimmer eher gegen das Ertrinken als gegen die Wettkampfuhr; wie elegant wirkt dagegen der Schwimmstar Franziska van Almsick. Wie plump und schwerfällig kämpft sich ein steifer Ski-

fahrer durch die Slalomstangen im Vergleich zu bewegungsvollendeten Slalomartisten wie Alberto Tomba, Armin Bittner oder Vreni Schneider. Während der steife und plumpe Läufer mit kurzen Schritten stampft, erinnert der elastische und durchtrainierte Läufer eher an eine leichtfüßige Gazelle.

Dehnungstraining erleichtert die sportliche Aktivität in Training und Wettkampf und fördert zusätzlich die Eleganz jeder Bewegung.

Optimierung von Durchblutung und Stoffwechsel der Muskulatur

Es wurde bereits festgestellt, daß sich der Muskel unter Dehnung nicht passiv verhält, sondern stets aktiv reagiert. Dies hat zur Folge, daß während der Dehnungsübungen im Muskel die Durchblutung verbessert und dadurch auch der Stoffwechsel gesteigert wird.

Dies gilt vor allem dann, wenn im Muskel durch ungünstige Bedingungen die Durchblutung zuvor verschlechtert war, etwa bei Muskelverkrampfungen und -verspannungen. Dann erhält das Stretching sogar eine therapeutische Dimension.

Schon nach wenigen Minuten stretchen beobachten wir eine zunehmende Erwärmung, die mit der Durchblutungsverbesserung und der Stoffwechselsteigerung zu erklären ist; etwas später kann sogar Schweißbildung einsetzen. Diese Transpiration beginnt dann, wenn die durch gesteigerte Durchblutung und verbesserten Stoffwechsel **erhöhten Verbrennungsvorgänge** die Körpertemperatur erhöhen; dann soll durch vermehrte Schweißdrüsenaktivität der Effekt erzielt werden, daß durch Verdunstungskälte die Wärmeabgabe beschleunigt wird.

Sicherlich werden durch aktive Bewegung sowohl die Durchblutung als auch der Stoffwechsel im Muskel wesentlich mehr gesteigert – nämlich bis zum 6fachen Normalwert – als durch passive Stretchübungen, was jedoch nichts daran ändert, daß diese Vorgänge auch dabei signifikant erhöht sind, insbesondere bei den noch zu beschreibenden aktiven Stretchtechniken.

Die durch Stretching verbesserte Durchblutungs- und Stoffwechsellage führt neben einer allgemeinen Kreislaufanregung auch zu weiteren komplexen physiologischen Funktionsvorgängen.

Ein idealer Muskeltonus

Die Funktion jeder einzelnen Muskelzelle und aller Muskelgruppen zusammen wird durch unser hochentwickeltes Nervensystem gesteuert und zwar sowohl vom Wimpernschlag bis zum Weltrekordversuch eines Gewichthebers. Dabei vollziehen sich die meisten Vorgänge unbewußt durch Schaltung unzähliger Reflexvorgänge, deren Funktion durch die gezielte Leitung elektrischer Impulse erfolgt, die von den Nervenzellen erzeugt und von den Nervenfasern über verschiedene Schaltstellen (Ganglien und Synapsen) dem Muskel zugeführt werden.

Der Dehnreflex

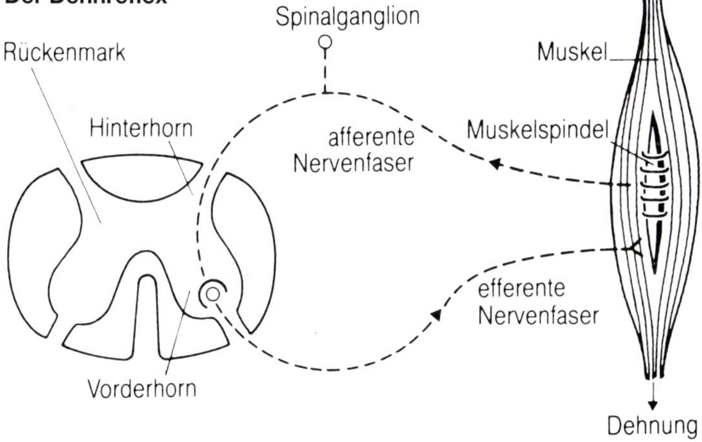

Eigenhemmung des Dehnreflexes

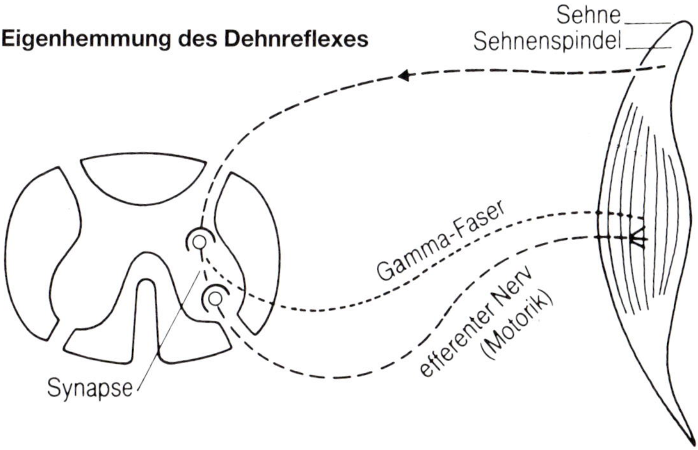

Jeder Muskel erhält in jeder Sekunde sowohl in Ruhe als auch bei aktiver Arbeit in fein dosierter Abstimmung solche Impulsströme, die seinen Tonus (Muskelspannung) bestimmen:
In Ruhe erhält der Muskel wenig Impulse; sobald er sich für eine Gelenkbewegung kontrahiert, strömen mehr Impulse hinein und verkürzen einen Teil seiner Fasern, während er bei höchster Kraftentfaltung wahre »Impulssalven« erhält.
Diese Vorgänge funktionieren letztlich autonom, auch wenn die einzelne Bewegung willkürlich ausgeführt wird.
Der Muskeltonus wird jedoch nicht nur durch Willkürbewegungen und deren Reflexvorgänge, sondern auch durch andere Nervenschaltungen bestimmt.
In jedem Muskel befinden sich in großer Anzahl sog. Muskelspindeln, sensible Nervenorgane (Rezeptoren). Diese haben ständig den Spannungs- und Dehnungszustand des Muskels zu messen und an das Rückenmark über spezielle Nervenfasern (Afferenzen) zu melden.
Wird der Muskel plötzlich gedehnt, dann werden auch seine Muskelspindeln gestreckt, die daraufhin sofort elektrische Signale bestimmten Schaltstellen des Rückenmarks zuleiten. Dort werden diese Informationen der Muskelspindeln blitzschnell in wenigen tausendstel Sekunden ausgewertet, mit der Folge, daß durch die nächste synaptische Schaltstelle ein verstärkter Impulsstrom dem motorischen Nerv des gedehnten Muskels (Efferenzen) zugeführt wird, der sodann den Muskel zur Kontraktion bringt.
Diesen Reflexvorgang nennen wir **Dehnreflex**. Er stellt einen Schutzmechanismus dar, der den Muskel davor schützen soll, da er durch plötzliche Dehnung zerreißen könnte. Indirekt wird dadurch aber auch gleichzeitig das vom selben Muskel bediente Gelenk vor Schädigung geschützt.
Der Dehnreflex beschränkt sich ausschließlich auf den ruckartig gedehnten Muskel bzw. die betroffene Muskelgruppe – nicht jedoch auf ungedehnte Muskelstrukturen.
Dieses Zusammenspiel von Muskelspindel – sensibler Nerv (Alpha-Faser) – Rückenmark – Schaltstelle Synapse – Rückleitung (Gamma-Faser) zum Muskel bestimmt den aktuellen Muskeltonus.
Werden über die Gamma-Fasern vermehrte Impulsströme dem Muskel zugeleitet, dann nimmt auch die Empfindlichkeit der Muskelspindel zu, wodurch sich reflektorisch wiederum der Muskeltonus erhöht.
Die Verstärkung der Aktivität der Gamma-Fasern kann zusätz-

lich durch Angst, innere Unruhe, erhöhte Nervosität, aufputschende Medikamente sowie durch Schmerzen auch über Gehirn und Rückenmark zusätzlich gesteuert werden.
Deswegen wird beim richtigen Stretchen darauf geachtet, daß die Übungen ohne Hast entspannt ausgeführt werden, weil wir dann die elektrische Aktivität der Gamma-Fasern senken und damit zur Normalisierung des Muskeltonus beitragen.
Aber auch in den Sehnen, also dem bindegewebigen Übergang vom Muskel zum Knochen, befinden sich Rezeptoren als Meßfühler, sog. Sehnenspindeln oder Golgi-Organe. Diese reagieren auch auf Dehnung, wenn der Muskel sich aktiv anspannt oder wenn dieser gestretcht wird.
Die Sehnenspindeln reagieren allerdings erst bei wesentlich stärkeren Dehnungsreizen. Tritt dieser Fall ein, dann erzeugen die Sehnenspindeln elektrische Impulse und übermitteln diese ebenfalls über afferente Fasern an das Rückenmark; sie erreichen dort eine Schaltstelle, deren Funktion darin besteht, auf den motorischen Nerv des gedehnten Muskels hemmend einzuwirken, d.h. ihm weniger Impulsströme zuzuleiten, wodurch es zur Entspannung im Muskel kommt.
Auch dieser Vorgang ist für den Muskel als Schutzmechanismus zu verstehen, weil zu hohe Muskelanspannungen durch Kontraktion oder durch Streckung ihn ebenfalls in die Gefahr des Zerreißens von Muskelfasern bringen könnten.
Man spricht deswegen in diesem Zusammenhang von der sog. **Eigenhemmung**, deren Ziel es ist, eine zu starke Muskelkontraktion zu hemmen.

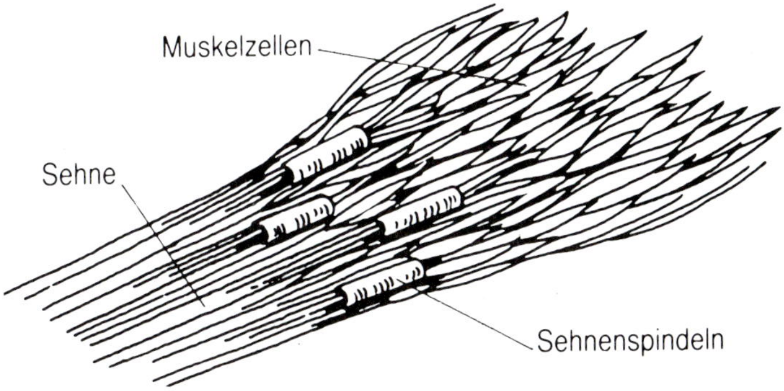

Dies macht verständlich, warum richtiges und gezieltes Stretchen Einfluß auf diese reflektorischen Vorgänge der Muskel- und Sehnenspindeln nimmt. Darüber hinaus wird klar, daß sowohl die aktive als auch die passive Dehntechnik mit solcher In-

tensität durchgeführt werden muß, daß die Sehnenspindeln aktiviert werden. Die dadurch einsetzende Absenkung der Muskelspannung wird erreicht, weil der durch die Muskelspindeln zunächst hervorgerufene Dehnreflex mit dem von den Muskelspindeln verursachten Eigenhemmungsreflex beendet wird.
Stretching richtet sich also gezielt gegen den Dehnreflex. Weil zur optimalen Muskelarbeit der optimale Muskeltonus erforderlich ist, trägt Stretching so zur besseren Leistung bei.

Lösung von Muskelverhärtungen

In der Medizin werden zwei Typen verspannter Muskulatur (hypertone Muskulatur) unterschieden:
- Der Muskelhartspann. Dabei handelt es sich um **flächenhaft verspannte Muskeln** oder Muskelgruppen, z. B. der gesamten Schulter-Nacken-Muskulatur oder der Lendenmuskulatur (etwa beim »Hexenschuß«);
- Muskelhärten (Myogelosen, Tendmyosen). Dabei kommt es zu erbsengroßen bis bleistiftartigen **starken Verhärtungen**, bei denen einzelne Muskelfasern oder Muskelbündel vom normalen weichen, mit viel Flüssigkeit angereicherten Muskel (Solzustand) zur hochgradigen Verhärtung (Gelzustand) umgewandelt werden und meist als schmerzhafter Knoten oder Strang zu tasten sind.

Alle Muskelverhärtungen haben folgende Symptome:
- der Muskeltonus ist erhöht,
- der Muskel ist verkürzt,
- die betroffenen Muskelanteile sind sehr schlecht durchblutet und der Stoffwechsel ist minimiert,
- die Leistungsfähigkeit ist reduziert,
- die verspannten und verhärteten Regionen sind bei Kontraktion und/oder Druck schmerzhaft,
- die betroffene Stelle ist verdickt,
- verspannte und verhärtete Muskeln sind verletzungsanfälliger.

Der Muskel kann aus sehr unterschiedlichen Gründen hyperton sein: Überlastung, einseitige Belastung, ungünstige Statik (Dysbalancen), Erkrankungen und Verletzungen, Angst, Nervosität, Frustration, Resignation, Enttäuschung, Streß (Dysstreß).
Jede Muskelverspannung führt zur Bewegungseinschränkung, weil der verkrampfte Muskel unelastisch und verkürzt ist. Der nicht verletzte, aber verspannte Muskel ist für das Stretchtrai-

ning eine geradezu ideale Aufgabenstellung. In relativ kurzer Zeit löst sich die muskuläre Hypertonie, unter der so viele Menschen zu leiden haben. Durch die vorausgegangene Abhandlung wird deutlich, daß bei der Lösung von Muskelverspannungen die Hemmung der Streckreflexe im Vordergrund steht. Dehnung entspannt und befreit von Muskelverhärtung.

Leistungsfähigere Muskulatur

Wenn ein Muskel aus völliger Ruhe und Entspannung heraus höchste Kraftentwicklungen leisten soll, befindet er sich dafür in ungünstigen Bedingungen. Kein Sportler wird es sich leisten können, wenige Sekunden oder Minuten vor seinem Start in tiefer Entspannung zu verweilen, wenn er anschließend explosive Kraft benötigt. Er wird mit Sicherheit den Start im wahrsten Sinne des Wortes »verschlafen« und auch danach nicht zu seiner höchsten Leistungsfähigkeit kommen, weil der Muskel und sein gesamtes Steuerungssystem nicht auf Arbeit vorbereitet waren. Um gut, schnell und ausdauernd mit kräftigen Kontraktionen arbeiten zu können, muß der Muskel »vorgespannt« werden, d. h. in **Kontraktionsbereitschaft** versetzt werden.
Der vorgedehnte Muskel leistet anschließend wesentlich mehr. In der Bewegungstherapie weiß man schon lange, daß jede kräftige Bewegung mit einer Vordehnung eingeleitet werden muß.
Nicht nur der verspannte – und im Prinzip übererregte Muskel, sondern auch der zuwenig gespannte (untererregte) Muskel (hypoton) ist nicht zur Höchstleistung in der Lage; seine **Normalspannung** (Normontonus) befähigt ihn zur höchsten Leistung.
Noch eine weitere Überlegung und physiologische Wirkung erklärt den leistungsfähigeren Zustand der Muskulatur, die durch Stretching vorbereitet wurde:

Der durch Dehnungstraining erreichte größte Gelenkausschlag ermöglicht es, daß die zugeordneten Muskeln ihre Kraft auf einen längeren Bewegungsweg einwirken lassen können, was die Beschleunigung zusätzlich unterstützt. So kommt es, daß etwa ein Läufer durch Vergrößerung seiner durchschnittlichen Schrittlänge die Anzahl der Schritte über die jeweilige Distanz verringert; dies bedeutet gleichzeitig, daß seine Muskeln eine geringere Anzahl von Kontraktionen benötigen und daher auch langsamer ermüden. Diese Tatsache versetzt denselben Athleten in die Lage, die gewonnenen Kraftreserven in schnellere Bewegungen (Kontraktionen) umzusetzen, damit er in der kürzesten Zeit das Ziel erreicht. Durch bessere biomechanische Bedingungen (verlängerter Schritt) sowie der optimalen Kraftausnutzung kommt es zur erhöhten Leistung.

Weil sich durch Vordehnung der Muskel in einer besseren Kontraktionsbereitschaft befindet und auch ein höheres Kraftpotential angeboten bekommt, ist eine zusätzliche leistungssteigernde Komponente gegeben; darauf hat Billings bereits 1951 hingewiesen.
Das beweglichere Gelenk, die verbesserte Elastizität der Gewebsstrukturen, der widerstandsarme Bewegungsablauf, der gut durchblutete, energiereiche und optimal tonisierte Muskel sind die idealen Voraussetzungen für die Leistungssteigerung in jeder Sportart. Stretching erzielt in komplexer Auswirkung verbesserte sportliche Ergebnisse.

Beschleunigte Erholung nach Ermüdung

Bei jeder größeren sportlichen Belastung bilden sich in der Muskulatur vermehrt Stoffwechselendprodukte (z. B. Milchsäure und Harnstoffe). Ab einer bestimmten Konzentration machen diese Schlackenstoffe die Muskulatur »sauer« und führen zur Ermüdung. In diesem Zustand der Ermüdung läßt die Leistungsfähigkeit nach; sie ist um so ausgeprägter, je mehr Muskelgruppen davon betroffen sind und je schlechter ihr Trainingszustand ist.
Die Ermüdung wird zusätzlich gesteigert, wenn gleichzeitig auch ein Muskelkater besteht. Heute weiß man, daß es sich bei Muskelkater um Mikrotraumatisierung der Muskelfasern handelt, die durch schlechte Bewegungskoordination und durch exzentrische Belastungen zustande kommen – exzentrisch bedeutet, daß der Muskel während der Kontraktion gedehnt wird –, etwa die Streckmuskulatur des Kniegelenks (M. quadrizeps) beim Bergabgehen.
Grundsätzlich kann unterschieden werden zwischen muskulärer (lokaler) und allgemeiner (zentraler) Ermüdung sowie deren Kombination.
Kennzeichnend für jede **Ermüdung** der Muskulatur ist ihre erhöhte Spannung (Tonus).

Der **höhere Muskeltonus** wird vom Sportler selbst durch eine gewisse **Steifigkeit** und eine verstärkte **Dehnungsempfindlichkeit** registriert.
Der erfahrene Fachmann (z. B. Sportarzt, Sportphysiotherapeut) kann den veränderten Muskeltonus auch mit den Händen tasten. In diesem Zustand ist der Muskel auch etwas druckempfindlicher und in seinen Reaktionen (Reflexen) verlangsamt. Bei zu hohem Muskeltonus ist auch die Durchblutung verschlechtert, insbesondere im Bereich der kleinsten Gefäße (Kapillaren). Die tatsächlichen physiologischen Vorgänge sind hierbei außerordentlich komplex, die in diesem Rahmen im einzelnen nicht dargestellt werden sollen.
Lokale Muskelermüdung kann auch durch Überbeanspruchung von Bändern und Gelenkkapseln ausgelöst werden (Basmajian, 1967). Jeder Sportler weiß, daß Muskelschmerzen auch durch ungewohnte Belastungen entstehen können, vermutlich durch eine falsche Koordination der Bewegungen. Derlei Muskelschmerzen treten unmittelbar nach Training und Wettkampf auf, dauern aber nur wenige Stunden an. Hierfür werden sog. Schmerzrezeptoren verantwortlich gemacht, die durch vermehrt entstandene Stoffwechselschlacken gereizt werden (Heipertz, Böhmer, 1980).
Zur vollständigen **Erholung** benötigt der Organismus mehrere Stunden, in manchen Fällen auch ein bis zwei Tage, in denen die Stoffwechselendprodukte um- bzw. abgebaut und sodann teilweise oder ganz ausgeschieden werden. Gleichzeitig werden den Muskeln wieder neue Energiestoffe bereitgestellt. Diese Phase nennen wir Erholungs- oder Regenerationsphase.
Wie bereits festgestellt wurde, besteht in der betroffenen ermüdeten Muskulatur ein erhöhter Tonus (De Vries, 1971). Bekanntlich neigt gerade der erschöpfte und hochtonisierte Muskel mitunter auch zu Muskelkrämpfen. Als Ursache werden hierfür zusätzliche Störungen des Elektrolythaushaltes im Muskel angegeben (Sinclair, 1971).
Unabhängig davon, in welcher Phase der Ermüdung bzw. der Erholung der Muskel sich befindet: In jedem Fall beschleunigt die schnelle und wirksame Reduzierung des Muskeltonus seine Erholung und Regeneration. Eine der hervorragendsten Methoden, den erhöhten Muskeltonus zu senken, ist das gezielte Stretching.
Wie schnell ein Muskelkrampf – Ausdruck des höchsten Muskeltonus – durch gezielte Dehnung gelöst werden kann, weiß jeder, der dies einmal ausprobierte oder an sich erlebte. Die

plötzliche Lösung von Muskelkrämpfen durch Muskeldehnung beruht möglicherweise ebenfalls auf der beschriebenen Reflexhemmung (Hollmann, Stoboy, 1977) des Dehnreflexes (siehe Seite 29).

Nach anstrengendem Training und Wettkampf gehört es also zur wesentlichen Aufgabe des Stretchings, den erhöhten Muskeltonus zu normalisieren. Verbesserte Muskeldurchblutung, schnellere Ausscheidung der Schlackenstoffe und beschleunigtes Angebot neuer Energien sind die unmittelbaren physiologischen Folgen. Auf diese Weise wird die Regeneration wesentlich verkürzt, was sich sowohl auf die muskuläre als auch auf die allgemeine (psychische, zentrale) Ermüdung positiv auswirkt.

Daraus leitet sich die Schlußfolgerung ab, daß der durch Stretching schneller regenerierte Sportler mit besserer Fitneß das nächste Training bzw. den nächsten Wettkampf antreten kann.
Für Profi- und Hochleistungssportler ist es schon längst selbstverständlich, daß sie sich nach einem anstrengenden Training oder Wettkampf gezielt »abwärmen«, wozu unbedingt auch ein Stretch-Programm gehört. Nicht nur die Profis sollten sich bewußt »abwärmen«, sondern auch der Freizeit- und Hobbysportler, der es auch als sehr angenehm empfindet, wenn er nach höheren sportlichen Belastungen schneller wieder fit ist. Der Genuß des sportlichen Erlebnisses wird dadurch sicherlich gefördert. Natürlich muß man nach hartem Training oder Wettkampf (besonders nach einer Niederlage) den »inneren Schweinehund« überwinden, um ein gezieltes Dehnungsprogramm von 10 bis 15 Minuten zu absolvieren, aber der Körper bedankt sich.
Im medizinischen Betreuungssystem des deutschen Hochleistungssports ist Stretching als Regenerationsmethode fester Bestandteil geworden.

Reduzierte Verletzungsgefahr für die Bewegungsorgane

Dank ihrer Elastizität und Geschmeidigkeit ist es für eine Katze absolut unproblematisch, von einem Baum elegant herunterzuspringen und weiterzurennen. Wenn ein kleines Kind hinfällt, steht es meist schnell wieder auf und spielt unbekümmert weiter, ohne sich verletzt zu haben. Stürzt ein alter Mensch, dann

ist dies häufig sogar mit schweren Verletzungen (z. B. Oberschenkelhalsbruch) verbunden. Worin liegt der Unterschied?
Die Katze und das kleine Kind verfügen über hochelastisches Gewebe und eine schnell reagierende Muskulatur, während der alte Mensch meist ungelenkig und steif ist und seine Muskulatur nur mehr verlangsamt reagiert.

2

Regelmäßiges Dehnungstraining erhält nicht nur die Muskulatur, sondern auch die anderen Gewebsstrukturen des Bewegungsapparates elastisch. Dadurch kann die Muskulatur schneller, koordinierter und kraftvoller reagieren.

Das ist auch die Erklärung für die verringerte Verletzungsanfälligkeit von Sportlern, die regelmäßig stretchen. Zahlreiche Untersuchungen im In- und Ausland haben sie bewiesen. Ob es sich um Leichtathleten, Schwimmer, Tennisspieler, alpine Skiläufer oder Skilangläufer, Radsportler, Ballsportler oder auch Bergsteiger handelt, immer sinkt die Zahl der Verletzungen in diesen Sportarten deutlich ab, wenn gezieltes Beweglichkeitstraining durch Stretching praktiziert wird.
Auch der Schweregrad der Verletzungen wird reduziert, die Dauer der Heilung sowie der Rehabilitation verkürzt sich und die Wiederaufnahme der sportlichen Betätigung erfolgt schneller, wenn die verletzte Gewebsstruktur zuvor geschmeidig und elastisch war.
Die beste Voraussetzung, Verletzungen vorzubeugen, ist eine kräftige, elastische und koordinativ gut funktionierende Muskulatur. Am verletzungsanfälligsten ist der Sportler, der schwache, verkrampfte und verkürzte Muskeln hat.
Wenn ein Athlet mit dem Krafttraining beginnt, ist es gelegentlich ein Problem, daß die Muskelkraft schneller wächst als die Belastbarkeit der Sehnen, mit denen der Muskel im Knochen verankert ist. Weil die Sehnen einen langsameren Stoffwechsel haben als die Muskulatur, brauchen sie länger, sich an das Krafttraining und hohe Muskelbelastungen anzupassen.
In solchen Phasen des Konditionstrainings ist es besonders wichtig, die Muskeln durch Stretching elastisch zu halten, damit nicht durch zu hohen Muskeltonus ein ständig gesteigerter Zug die Sehnenansätze irritiert und dort zu Schmerzen, Reizungen und Entzündungen (Tendinosen, Tendinitis) führt. Auch das Sehnengleitgewebe sowie Sehnenscheiden reagieren nicht selten auf schnellen Kraftzuwachs und muskuläre Überforderungen mit Reizungen oder gar Entzündungen.

Stretching wirkt derartigen **Überlastungsmomenten** am Bewegungsapparat entgegen, weil das belastete Gewebe geschmeidiger und damit belastungsfähiger wird.
Der ermüdete und erschöpfte Muskel ist deswegen besonders verletzungsanfällig, weil seine Reaktionsfähigkeit nachläßt. Untersuchungen der Orthopädischen Universitätsklinik in München haben ergeben, daß sich die meisten Skiunfälle mit schweren Verletzungsfolgen am Nachmittag bei der letzten Abfahrt ereignen.
Auch wenn unkontrollierte Bewegungen stattfinden, so z. B. durch den attackierenden Gegner oder bei reflexartigen Versuchen, einen Sturz zu verhindern oder den Ball noch zu »retten«, ist die Verletzungsgefahr um so größer, je unelastischer die betroffenen Muskeln, Sehnen, Bänder und Gelenkkapseln sind.
Geschmeidiges und elastisches Gewebe hat unter den genannten Bedingungen immer noch Belastungsreserven, durch die Verletzungen ganz oder teilweise vermieden werden können.
Auch der guthaftende Sportschuh auf einem griffigen Kunststoffboden ist bei schnellem Abbremsen sowie bei Ausfallschritten (etwa bei Tennisspielern) eine große Gefahr für Sprung- und Kniegelenke selbst sowie für deren Muskulatur. Die sportmedizinische Statistik beweist dies glaubhaft. Wenn jedoch die auf diese Weise belasteten Gewebsstrukturen gut dehnungsfähig sind, dann reduziert sich die Verletzungsgefahr gerade bei solchen endgradigen und extrem hohen, wenngleich auch kurzfristigen, Belastungen.
Selbstverständlich nimmt die Verletzungsgefahr auch mit der Zahl der Häufigkeit solcher Belastungssituationen zu – um so wichtiger ist dann gezieltes Vorbeugen durch entsprechendes Beweglichkeits- und Krafttraining.
Seit die deutschen Spitzenschwimmer durch regelmäßiges Stretching und Krafttraining hochflexibel und kraftvoll sind, konnten Schulter- und Kniegelenksbeschwerden – verglichen mit früher – fast vergessen werden. Seit die Schwimm-Nationalmannschaft intensiv stretcht, ist sie nicht nur viel erfolgreicher, sondern auch mit viel weniger Verletzungen geplagt.
Der Schlüssel, Verletzungen zu verhindern oder zu reduzieren, liegt zweifelsfrei beim intensiven, aber angemessenen Dehnungs- und Krafttraining. Beide Komponenten unterhalten viele Beziehungen zueinander. Obwohl Stretching schon für sich allein das Verletzungsrisiko am Bewegungsapparat mindert, ist doch auch das Krafttraining als wesentlicher Schutzfaktor hervorzuheben.

Psychische Regulation

Wenn nachweislich feststeht, daß sowohl unser körperliches als auch unser seelisches Wohlbefinden in einem nicht geringen Maß davon bestimmt sind, ob alle Organe unseres Bewegungsapparates und seiner Steuerungssysteme optimal funktionieren, dann liegt die Schlußfolgerung nahe, daß Stretching unser Wohlbefinden durchaus positiv zu stimulieren vermag.
Jede Bewegung im Alltag und beim Sport fällt leichter und macht deswegen auch mehr Spaß.
Mit eleganten und geschickten Bewegungsabläufen steigern wir nicht nur unser Selbstbewußtsein, sondern imponieren auch unseren Mitmenschen, die davon meist viel mehr registrieren als wir vermuten.
Unserem »seelischen Gleichgewicht« ist es allemal förderlich, wenn wir durch gut ausgebildete körperliche Fähigkeiten in unserer Umgebung eine höhere Akzeptanz erzielen. Das beflügelt uns und schafft positive Kommunikation.
Unser Wohlbefinden wird von uns selbst und von unserer Umgebung gesteuert und auch zwischenmenschliche Beziehungen sind Einflußgrößen unserer psychischen Verfassung.
Die Tatsache, daß durch Stretching auch unsere körperliche Haltung positiv beeinflußt wird, weil Muskelverkürzungen und muskuläre Dysbalancen beseitigt werden, hebt die Bedeutung des Dehnungstrainings zusätzlich hervor.
So ist meist ein Hohlkreuz mit nach vorne gekipptem Becken durch eine verkürzte Hüft-Beuge-Muskulatur (M. iliopsoas) und eine zu schwache Bauchmuskulatur verursacht.
Jede hängende und nach vorne gefallene Schulter hat beim Rundrücken einen direkten Bezug zu verkürzten Brustmuskeln.
Jeder zu starre Brustkorb (Thorax) ist beim gesunden Menschen einerseits durch zu steife Rippengelenke und andererseits durch verspannte Atemmuskeln gekennzeichnet: Plumpe Allgemeinbewegungen und erschwerte Atmung sind konsequente Folgen.

Wer geschmeidiger, gelenkiger, beweglicher, geschickter, meist auch schlanker und in der Haltung aufrechter ist, dem geht es besser, weil ihn sein Wohlbefinden selbstbewußter und gelassener macht. Stretching vermag durch Beeinflussung zahlreicher Funktionen unseres Körpers auch die psychische Verfassung zu stimulieren und zu regulieren.

Mehr Körperbewußtsein und ein besseres Körpergefühl

Unbestritten besteht unser Leben aus der Summe unzähliger Erfahrungen mit uns selbst und unserer Umwelt. Diese bestimmen die Entwicklung unserer Fähigkeiten und Begabungen, mit denen wir unser Leben »zu meistern« versuchen.
Auch unseren Körper und dessen Funktionen kennen wir aus unterschiedlichsten täglichen Erfahrungen.
Dabei stellen wir fest, daß die Mehrzahl der Funktionen unseres Bewegungsapparates, insbesondere die standardisierten Bewegungsabläufe, fast ausnahmslos unbewußt, ja fast autonom ausgeführt werden. Ob wir gehen, laufen, mit dem Auto oder dem Rad fahren, ob wir essen, trinken, spielen und tanzen oder auch unsere Lieblingssportart ausüben, stets können wir feststellen, daß der größte Teil aller Bewegungen wie selbstverständlich – und ohne einen Gedanken daran zu verschwenden – gekonnt und sicher abläuft.
Wird jedoch der Bewegungsablauf durch einen Schmerz oder eine Verletzung gestört, dann wird er uns plötzlich wieder bewußt.
Der moderne Mensch lebt in einem hohen Maß ohne gut entwickeltes Körperbewußtsein und mit zu wenig Körpergefühl.
Vor allem der gestreßte und psychisch angeschlagene Mensch verliert im Laufe der Zeit – was Psychologen nachgewiesen haben – die gesunde Beziehung zu seinem Organismus und den natürlichen Funktionen seines Körpers. Für viele gilt mehr oder weniger, daß sie »sich selbst nicht mehr kennen«.
Weil unsere Umwelt und unsere Umgebung uns ständig mit hoher Intensität in Beschlag nehmen und uns immer wieder erneut herausfordern, konzentrieren wir uns je länger je mehr auf diese »Lebensinhalte« und beginnen nicht selten, uns im Kreise zu drehen. Solange wir dabei gesund sind und keine Beschwerden haben, sind wir damit sogar zufrieden.
In Wirklichkeit verlieren wir unseren Organismus immer mehr aus dem Bewußtsein und laufen Gefahr, uns selbst fremd zu werden. Besonders der unsportliche, stressige und extrovertierte Mensch verliert »sich schnell aus dem Auge«.
Dank der Regelungs- und Ausgleichsfähigkeiten unseres Körpers toleriert dieser solche Belastungen oft sogar über längere Zeitabschnitte.
Je mehr wir jedoch seine natürlichen Funktionen mißachten oder gar bewußt gegen ihn arbeiten und dabei überfordern, um

so früher stellen sich funktionelle Störungen ein: Oft erst unmerklich, manchmal aber plötzlich und akut stellen wir fest, daß wir noch einen lebendigen Organismus besitzen. Weshalb diese Betrachtungsweise?

Es ist wichtig, daß wir die Funktionen unseres Körpers – aber auch unserer Seele – registrieren, damit wir seine Signale als Körpersprache begreifen und bewußt darauf eingehen und einen »psychosomatischen Spürsinn« entwickeln.

Der bewußte und gelassene, manchmal spielerische Umgang mit den leib-seelischen Zusammenhängen des Körpers versetzt uns einerseits in die Lage, bewußter zu leben und andererseits mit Störungen und Belastungen umzugehen.

Alle Stretchingmethoden lenken unsere Beobachtungen auf Gewebsspannungen und deren Empfindungen. Da die Übungen keinerlei Hektik beinhalten, verweilen wir immer wieder eine bestimmte Zeit in bewußten Haltungen.
Dies führt zunächst allmählich und dann immer mehr dazu, daß wir es (wieder) lernen, unseren Körper neu zu empfinden und ein positives Verhältnis zu ihm zu entwickeln.

Weil Stretching auch Entspannungs- und Konzentrationsfähigkeiten stimuliert, ist für jeden erlebbar, daß ein gesteigertes Körperbewußtsein und ein natürliches Körpergefühl entsteht.
Nicht selten führt dies dazu, daß wir im Laufe der Zeit mit unserem Körper bewußter und gelegentlich auch rücksichtsvoller umgehen. Darüber hinaus werden wir die interessante und vielleicht auch neue Erfahrung machen, wie belastbar und funktionstüchtig vor allem unser Bewegungsapparat ist.
Stretching schafft durch de Umgang mit Gewebsspannungen den Zugang zu mehr Körperbewußtsein und einem besseren Körpergefühl.

Eine verbesserte Körperhaltung

Die Haltung eines Menschen wird durch eine Reihe unterschiedlicher Faktoren bestimmt. Weil der Mensch zweibeinig ist und immer den Kräften der Schwerkraft der Erde (Gravitation) ausgesetzt ist, benötigt er für den aufrechten Stand und Gang zur Erhaltung des Körpergleichgewichts ein äußerst kompliziertes Zusammenspiel unterschiedlicher Regulationsmechanismen.

Als Sinnesorgane kommen dabei dem Auge, dem sog. Labyrinth (Gleichgewichtsorgan im Ohr) und der Körpersensibilität wesentliche Bedeutung zu, weil sie die Muskelaktivität in jeder Körperstellung und bei allen Bewegungen fein abgestimmt regulieren. Obwohl die Arbeit der Skelettmuskulatur vom willkürlichen Nervensystem kontrolliert wird, ist sie doch nur zu einem geringen Teil unserer Willkür unterworfen. Wir können zwar mit unserem Willen die Bewegung bestimmen, die Ausführung der Bewegung entzieht sich aber der willkürlichen Beeinflussung. Sowohl für den Stand als auch den Gang des Menschen werden äußerst differenzierte und vom Gehirn gesteuerte Bewegungsprogramme benötigt.

Millionenfache Reflexe, die die jeweilige Stellung des Körpers im Liegen, Sitzen oder Stehen beeinflussen, steuern die Muskelaktivität und sind in einem hohen Maß von sensiblen Nervenendigungen (Rezeptoren) des Gleichgewichtsorgans, der Muskulatur (Muskelspindeln, Sehnenspindeln), der Haut und der Augen bestimmt.

Die rein mechanische Stabilisierung der Gelenke und des Bandapparates trägt nur wenig zur Aufrechterhaltung bei. In erster Linie wird der Körper von zahlreichen Haltemuskeln, die hauptsächlich sog. *tonische* Dauerkontraktionen ausführen, gehalten.

Ihre Gegenspieler sind Muskeln, die in erster Linie für die Durchführung von Bewegungsphasen verantwortlich sind und daher auch als *phasische* Muskulatur bezeichnet werden. Diese beiden Muskeltypen bestimmen jedoch nicht nur die Haltung des Menschen, sondern auch sein Bewegungsspiel.

Normalerweise besteht zwischen der Dehnfähigkeit der tonischen Muskulatur und der Motorik der phasischen Muskulatur ein sog. muskuläres Gleichgewicht.

Beobachtungen haben gezeigt, daß unter ungünstigen Bedingungen die tonische Muskulatur zur Verkürzung und die phasische Muskulatur zur Kraftminderung neigen.

Für die unterschiedliche Reaktion der beiden Muskeltypen sind einerseits entwicklungsgeschichtliche Faktoren und andererseits ihre unterschiedliche Versorgung durch das Nervensystem verantwortlich.

Das **muskuläre Gleichgewicht** kann durch Fehl- und Überbelastungen des Bewegungsapparates, darüber hinaus jedoch auch durch Verletzungen und falsche Trainingsmethoden gestört werden. Es entstehen muskuläre Dysbalancen:

Tonische Muskeln verkürzen sich und phasische Muskeln werden geschwächt.
Damit wirken auf die betroffenen Gelenke und die Wirbelsäule unterschiedliche muskuläre Kräfte ein, die sich gegenseitig sogar provozieren:
Die verkürzten Muskeln verstärken die Schwäche ihrer Gegenspieler (Antagonisten) und die geschwächten Muskeln begünstigen die weitere Verkürzung ihrer Gegenspieler.

2

Bei der Entwicklung solcher muskulärer Dysbalancen spielen z. B. folgende Faktoren eine Rolle:
- einseitige Tätigkeit (z. B. viel Sitzen),
- einseitige Belastung in Beruf und/oder Freizeit,
- Fehlbelastungen durch nicht körpergerechte Arbeitsbedingungen (zu hohe oder zu niedrige Möbel),
- keine Ausgleichsbewegung,
- seelische Stimmungen (z. B. Niedergedrücktheit, Depression, Mißstimmung, Pessimismus usw.),
- ungünstige Kleidung (z. B. zu hohe Schuhabsätze),
- Erkrankungen des Bewegungsapparates (z. B. Rheuma, Gicht, Nervenleiden),
- statische Ungleichheiten (z. B. durch Wachstumsstörungen, Unfallfolgen nach Knochenbrüchen usw.).

Häufig werden solche Muskelungleichgewichte auch bei Sportlern angetroffen, wenn einseitige Fehl- und Überbelastungen bestehen und das gymnastische Training vernachlässigt wurde.
Die Folgen solcher muskulärer Dysbalancen sind ebenfalls vielfältig. Nicht zuletzt wird dadurch die Belastbarkeit des Bewegungsapparates reduziert bei gleichzeitiger Zunahme der Verletzungsanfälligkeit der Muskulatur. Es kommt zur vermehrten Neigung von Muskelzerrungen, schmerzhaften Reizzuständen an den Sehnenansätzen sowie am Kapsel-Band-Apparat und im Laufe der Zeit im Bereich der Knorpelstrukturen.
Die logische Folge aller muskulärer Dysbalancen ist eine Minderung der Leistungsfähigkeit.

Die Beseitigung dieser Muskelungleichgewichte ist nur auf zwei Wegen möglich: Einerseits durch Stretching der verkürzten tonischen Muskulatur und andererseits durch Kräftigung der geschwächten phasischen Muskulatur. Gezielte Dehn- und Kräftigungsgymnastik beheben solche muskulären Dysbalancen und beugen ihrer Entstehung vor.

Kontrolle über Problem- und Schwachstellen

Es gibt fast in jeder Sportart typische »Leiden«, die damit zusammenhängen, daß durch sportartspezifische Spezialisierungen körperliche Überforderungen einzelner Gewebsstrukturen zustande kommen.
Bei Sprintern, Hürdenläufern, Weit- und Hochspringern ist es die Achillessehne, bei Brustschwimmern das Kniegelenk, bei Delphinschwimmern die Lendenwirbelsäule und das Schultergelenk, bei Fußballspielern die Leiste, bei Tennisspielern die Sprung- und Kniegelenke, bei Eisschnelläufern Kniegelenke und Wirbelsäule, bei Radrennfahrern die gleiche Region. Die Palette könnte beliebig fortgesetzt werden.
Auch der einzelne Sportler bekommt im Laufe der Zeit seines sportlichen Trainings sehr genau heraus, an welchen Gewebsstrukturen er besonders anfällig ist und Schwachstellen hat.
Weil Problem- und Schwachstellen immer muskuläre Reaktionen im Sinne verspannter und verkürzter Muskeln zur Folge haben, ist es wichtig, bei der täglichen Gymnastik darauf zu achten, ob alle wichtigen Muskelgruppen in bezug auf ihre Länge oder Dehnfähigkeit normal sind.

Je höher die sportlichen Belastungen im Training steigen, um so größer wird die Gefahr der Fehl- und Überbelastung. Problem- und Schwachstellen, die sich muskulär bemerkbar machen, dürfen besonders beim Stretchtraining nicht vergessen oder vernachlässigt werden.

Der Körper gibt für solche Problem- und Schwachstellen nicht nur Signale in Form von Muskelverkürzungen, sondern auch durch unangenehmes »Ziehen« während der Dehnung. Diese Äußerungen der Körpersprache sollte der Sportler nicht verdrängen, sondern bewußt auf sie eingehen und durch gezieltes Stretching günstig beeinflussen.

Richtiger Umgang mit Belastungstoleranzen

Jedes Gewebe des Bewegungsapparates verfügt über bestimmte Belastbarkeiten.
Beim Sportler nehmen die Belastungsfähigkeiten im Laufe der Zeit zu, wenn das Training seiner Belastbarkeit entspricht. Jedes Gewebe besitzt eine Anpassungsfähigkeit – auch an höhere mechanische Zug- und Druckkräfte.

Das ideale Training achtet darauf, daß sich die Trainingsintensität und Trainingsumfang einerseits und die Belastungs- und Anpassungsfähigkeit des Körpers andererseits die Waage halten.

2

Übersteigen die Trainingsreize die Belastungs- und Anpassungsfähigkeit der einzelnen Gewebsstrukturen auf längere Zeit deutlich, dann besteht die Gefahr, daß die Belastungstoleranzen der beanspruchten Gewebe überstrapaziert werden und Überlastungsschäden zur Folge haben.
Sobald sich bei höherem Trainingsniveau Anpassungsschwierigkeiten des Gewebes durch Schmerz- und Reizzustände bemerkbar machen, befindet sich der betroffene Gewebeabschnitt im Grenzbereich seiner Belastbarkeit. Wenn es der Körper mit seiner Anpassungsfähigkeit nicht schafft, die höher beanspruchten Gewebsanteile zu stärken und zu kräftigen, dann werden Schmerzen und Reizzustände zunehmen und möglicherweise Entzündungen und größere Verletzungen zur Folge haben.
In solchen Phasen des Trainings im höheren Belastungsniveau müssen die Körpersignale unbedingt beachtet werden. Wenn die Überlastungssymptome nach wenigen Tagen oder Wochen überwunden sind, dann ist dem Körper die Anpassung gelungen.
Klingen jedoch diese Beschwerden nicht ab, dann muß das Training reduziert werden, will der Sportler nicht Gefahr laufen, größere Schädigungen und Verletzungen zu provozieren.

Die Erfahrung hat gezeigt, daß Stretching der durch Training hoch belasteten Gewebsstrukturen die Anpassungsfähigkeit begünstigt und damit Überlastungen und Beschwerden vorbeugt.

Bekanntlich ist der Schmerz, der während der Belastung auftritt, die geringste Ausprägung des Schmerzbefalls am Bewegungsapparat. Er tritt auch nur unter stärkerer Belastung auf und gibt auf die mechanische Ursache Hinweise.
Bei fortgeschrittenen Belastungsveränderungen mit entzündlichen Begleiterscheinungen kommt es zum Bewegungsschmerz. Ein Schmerz während der aktiven Bewegung deutet auf schmerzhafte Prozesse an Muskeln und Sehnen hin, während ein Schmerz bei passiver Bewegung charakteristisch

ist für Prozesse innerhalb des Gelenkes oder an dessen Kapsel-Band-Apparat.
Besteht sogar ein Ruheschmerz, dann handelt es sich um typische Entzündungsvorgänge, die ebenfalls durch mechanische Überlastungen entstanden sein können.
Solange also lediglich Belastungsschmerzen auftreten, die nach Beendigung des Trainings schnell wieder vorbei sind, und noch keine Reiz- und Entzündungssymptomatik besteht, dann ist gezieltes und gekonntes Stretching für das betroffene Gewebe sogar eine Hilfe, weil dadurch die überhöhte Muskelspannung reduziert wird.
Der aufmerksame Sportler bekommt beim Training im Laufe der Zeit durch gute Selbstbeobachtung die Fähigkeit, mit den Belastungsgrenzen seiner Bewegungsorgane einfühlsam und klug mit angepaßten Stretch-Programmen umzugehen.
Selbstverständlich sollte der Sportler bei allen unklaren, längeren und verstärkten, ebenso bei akut auftretenden Beschwerden den Arzt aufsuchen.

Gesteigerte Geschicklichkeit

Jeder Mensch, erst recht jeder Sportler, verfügt physisch, aber auch psychisch über größere Spielräume, wenn seine Beweglichkeit ausgeprägter ist.
In Freizeit, Beruf und beim Sport gibt es unendlich viele Situationen, in denen sich Beweglichkeit, Geschmeidigkeit, Gelenkigkeit und Anpassungsfähigkeit positiv bemerkbar machen: Durch mehr Körperbeherrschung, Kunstfertigkeit und Wendigkeit – also mehr Geschicklichkeit.
Geschicklichkeit darf jedoch nicht nur aus purer Beweglichkeit bestehen, sondern muß mit entsprechender Kraftausbildung gepaart sein.
Erst beides zusammen entwickelt die vollendete Bewegung sowie die perfekte Nutzung gewonnener Dehnungsfähigkeit. Umgekehrt ist die pure Entwicklung von Kraft ohne gleichzeitiges Beweglichkeitstraining mit gesteigerter Ungeschicklichkeit und Steifheit verbunden, weil die Kraftzunahme mit vermehrter Muskelverkürzung einhergeht.

Entspannung während täglicher Arbeitsbelastung

Wir haben die Erkenntnis gewonnen, daß das Stretching die Funktionen des Körpers verbessert und zu größerer Leistungsfähigkeit, aber auch zu einer schnelleren Erholung beiträgt. Deswegen werden Dehnungsübungen bewußt in Wettkampf- und Trainingspausen integriert. Dies gilt vor allem für Mehrkampfsportarten, z. B. den Zehnkampf in der Leichtathletik und den Zwölfkampf im Turnen, die sich durch viele Wettkampfabschnitte und Wettkampfunterbrechungen während mehrerer Wettkampftage auszeichnen.
Nach jedem Abschnitt einige Minuten zu stretchen, versetzt den Athleten in die Lage einer besseren Ausgangsposition für den folgenden Wettkampfteil.
Aber auch beim Bergsteigen wird es als große Erleichterung empfunden, wenn eingelegte Pausen auch dazu genutzt werden, die wichtigsten und am meisten strapazierten Muskeln und Gelenke etwas durchzudehnen.

Wann immer über einen längeren Zeitraum in wiederkehrenden Intervallen körperliche Arbeit zu bewältigen ist, erleichtern wir die damit verbundenen körperlichen und psychischen Belastungen durch Erholungspausen, in denen wir bewußt einige Dehnungsübungen durchführen.

Auch stundenlanges Arbeiten im Büro oder an Maschinen sollte durch Stretchübungen sinnvoll unterbrochen werden, weil wir danach um so frischer und leistungsfähiger, möglicherweise auch besser motiviert sind.
Wer es einmal ausprobiert hat, wie belebend sich zwischendurch während langer Sitzungen und Besprechungen Dehnungsübungen auswirken, der integriert Stretching unter Umständen aus beruflichem Interesse, weil Ermüdungen während derartiger Belastungen schneller überwunden werden können. Es ist eigentlich völlig problemlos, während eines längeren Telefongespräches für mehrere Körperabschnitte Dehnungen anzustellen, ohne daß die fernmündliche Kommunikation darunter leidet.
Gleiches gilt für Maschinisten, Flugzeugpiloten, aber auch für die Hausfrau, wenn sie sich in kurzen Pausen sinnvoll durchstrecken, um das Arbeitspensum besser zu bewältigen.
Mit geringem Aufwand gelingt es, die körperliche Monotonie nicht nur zu unterbrechen, sondern auch den möglichen negati-

ven Folgen von Bewegungsmangel prophylaktisch entgegenzuwirken.
Wir können feststellen, daß Stretching nicht nur im Zusammenhang mit sportlichen Belastungen nachhaltige körperliche Erleichterungen bewirkt, sondern auch bei vielen Gelegenheiten im Beruf und in der Freizeit.
Die Idee des Stretchings ist dann vollendet verwirklicht, wenn sie uns wie selbstverständlich durch den Alltag begleitet.

Kapitel 3
Bewährte Regeln des Stretchings

3

Wann stretchen?

Die Antwort ist leicht: Zu jeder Zeit und an jedem Ort.
Die idealen Bedingungen für ein Dehnungstraining sind die Zeiten im Zusammenhang mit Training und Wettkampf, nämlich im Rahmen des Aufwärmens und des Abwärmens, also vor und nach sportlicher Belastung bzw. in Sportpausen. Hier kann das Stretching dazu beitragen, Verspannungen und Ermüdungen abzubauen.
Außerhalb des Sports ist Stretching immer dann angezeigt, wenn man abgespannt und müde ist, sich steif und verkrampft fühlt, obwohl noch berufliche oder private Aufgaben zu erledigen sind. Kleine »Dehnungspausen« beleben geistig und psychisch und entspannen körperlich.
Wer jedoch wesentlich beweglicher, gelenkiger und geschmeidiger werden will, muß auch beim Stretchen eine allgemeine Lebensregel beachten: Die richtige Dosierung entscheidet über das Ergebnis.
Um eindeutige Dehnungseffekte zu erzielen, ist es erforderlich, daß wöchentlich dreimal zehn bis 15 Minuten gestretcht wird.
Je höher die sportliche Belastung steigt, um so intensiver, häufiger und gezielter muß gedehnt werden.
Hochleistungs- und Profisportler widmen dem Beweglichkeitstraining täglich 30 bis 60 und mehr Minuten.
Verbesserte Beweglichkeit wird nicht erzielt, wenn wöchentlich nur einmal gestretcht wird.
Einerseits reagieren unsere Bewegungsorgane deutlich auf Dehnungsreize, was sich in einer Zunahme der Beweglichkeit äußert. Andererseits bildet sich das gewonnene Bewegungsausmaß schnell wieder zurück, wenn zu lange Pausen zwischen den einzelnen Dehnungsabschnitten liegen.
Kontinuierliches Dehnen ist zielstrebiges Stretchen.

Das Allgemeinbefinden

Weder derjenige, der sich in vollem Streß befindet, noch derjenige, der einen »über den Durst« getrunken hat, aber auch nicht derjenige, der gerade eine üppige Mahlzeit hinter sich hat, bringt die idealen Voraussetzungen für ein Dehnungstraining und schon gar nicht für eine sportliche Belastung mit.
Das »Nervenkostüm« sollte zur Ruhe gekommen sein, die Mahlzeit wenigstens eine Stunde zurückliegen und »Promille« überhaupt keine Rolle spielen, wenn mit dem Stretchtraining begonnen wird.
Zwar hat der zu dehnende Wadenmuskel keine direkte Beziehung zum »vollen Bauch«, ebenso auch nicht andere Muskelgruppen der Arme und Beine. Sobald jedoch im Bereich des Rumpfes und der Wirbelsäule deutliche Beuge- und Streckhaltungen eingenommen werden sollen, ist ein voller Bauch im Weg.
Ebenso wird die Übung durch Streß und Alkoholeinfluß gestört, weil die normalen funktionellen Bedingungen des Nervensystems durcheinander sind.
Nur ein gutes Allgemeinbefinden ermöglicht die optimale Dehnung.

Der Trainingsraum, Geräte und Kleidung

Stretchen ist überall möglich und nicht an bestimmte räumliche Voraussetzungen gebunden. Das freie Gelände ist genauso geeignet wie der geschlossene Raum. Beengungen jeglicher Art sind ungünstig.
Gute Luft bei indifferenter Temperatur sind erwünschte Voraussetzungen.
Eine Gymnastikmatte ist eine ideale Unterlage, ersatzweise auch ein weicher Teppich. Aber auch der weiche Rasen, das ausgebreitete Badetuch am Sandstrand sind akzeptable Alternativen.
Die weiche **Unterlage** kann sogar vernachlässigt werden, wenn der Sportler eine gut ausgebildete Muskulatur besitzt, die ihn gleichzeitig polstert.
Nicht für alle Dehnungsübungen ist eine Unterlage oder ein Gerät erforderlich, denn eine ganze Reihe der Übungen kann im Stehen oder Sitzen in bestimmten Dehnungshaltungen ausgeführt werden.
Bei vielen Übungen ist man auf **Geräte** und Hilfsgegenstände

angewiesen. Das kann sowohl die Sprossenwand, ein Tisch, ein Stuhl oder ganz einfach eine Wand sein, die es erlaubt, Stütz-, Halte- und Widerstandspositionen einzunehmen.
Im Freien wird ein Baum oder dessen Stumpf, eine Mauer oder eine Sitzbank verwendet.
Die **Kleidung** sollte bequem, locker elastisch und luftig sein. Ein bequemer Trainings- oder Jogginganzug ist das beste.
Wenn es beim Stretchen lautlos und ruhig zugeht, ist die Konzentration auf die Übungen und die Körpersignale leichter möglich. Entspannende und schöne Musik können das Stretchen zusätzlich positiv unterstützen, während laute und rhythmische harte Musik eher stört.

3

Aufwärmen ist besser

Es besteht kein Zweifel daran, daß jeder Muskel in seinem Normalzustand durch Dehnung beeinflußt werden kann. Deswegen proklamierten manche Autoren und Trainer Stretching auch ohne Aufwärmen.
Aber bekanntlich nimmt die Durchblutung der Muskulatur durch aktive Lauf- und Gymnastikbewegungen um das 10- bis 20fache im Vergleich zur Ruhedurchblutung zu. Darüber hinaus steigt beim aktiven Aufwärmen die Körperkerntemperatur dadurch an, daß auch die Stoffwechselvorgänge stimuliert werden. Bereits auf den kleinsten Anstieg der Körperkerntemperatur (die Temperatur im Körperinneren) reagiert der Organismus durch Aktivierung der Schweißdrüsen, damit durch die dann entstehende Verdunstungskälte die Körperwärme besser abgegeben werden kann.
Genau dieser Zeitpunkt des Beginns einer leichten Transpiration (Schweißbildung) bietet die ideale Voraussetzung für das Stretchen, weil nunmehr die Muskulatur optimal durchblutet ist, die Gelenke beweglicher sind und die Verschiebung der Gewebsschichten zueinander erleichtert ist.

In diesem Zustand des optimalen Aufwärmens werden die Dehnungsziele leichter und schneller erreicht als im »kalten« Zustand.

Aus diesen Gründen empfiehlt sich eine ausreichende Aufwärmearbeit, wobei fünf bis zehn Minuten lockeres Laufen, Seilspringen, Radfahren (Hometrainer) oder ähnliche Übungen gewählt werden können.

So wie kein Sportler ohne Aufwärmen an den Start geht, so gibt es auch ohne Aufwärmen keine Dehngymnastik.
Dem Einlaufen etc. sollten schwingende und dynamische gymnastische Übungen folgen, denen sich dann das gezielte Stretching anschließt, bevor das sportartspezifische Training beginnt.
Wer sich zu wenig oder nicht aufwärmt, erzielt nicht nur geringe Dehnungseffekte, sondern steigert auch das Verletzungsrisiko, insbesondere bei Partnerübungen.

Körperhaltung und innere Einstellung

Jede Dehnungsübung sollte sicher und kontrolliert ausgeführt werden. Unsichere Wackel- und krampfhafte Haltungen verhindern die nachgiebige Dehnung in den einzelnen Gewebsstrukturen, vor allem in der jeweiligen Muskelgruppe.
Deswegen sollte die gewählte Ausgangslage den Schwerpunkt berücksichtigen und sicher ausbalanciert sein. Der zu dehnende Muskel darf nicht gleichzeitig aktiver Haltearbeit ausgesetzt sein, weil ein Kippen oder Stürzen verhindert werden muß.
Solche Übungen sind nutzlos.

Die Stretchübung muß so angelegt sein, daß der wirksame Dehnungszug in die Mitte des gedehnten Muskels bzw. der Muskelgruppe zielt. Nur so wird gewährleistet, daß der Muskel nicht nur zu einem Teil, sondern in seiner Gesamtheit gestretcht wird.

Auf diese Weise entstehen auch im betroffenen Gelenk keine Verkantungsbelastungen, die mitunter Reizzustände auslösen können.
Nur wenn der gesamte Muskel gedehnt wird, werden auch die übrigen Gewebsstrukturen am Gelenk achsengerecht und damit physiologisch und ohne Risiko belastet.
So wird beispielsweise durch richtiges Beugen und Strecken das Kniegelenk nicht verkantet und damit auch weder das Innenband noch das Außenband einseitig belastet. Ebenso ist zu vermeiden, daß bei einer Streckung des Hüftgelenks ein Hohlkreuz entsteht.

Auch wenn wir beim Stretching sportartspezifische Schwerpunkte bei bestimmten Muskelgruppen setzen, ist immer darauf zu achten, daß nicht nur eine Muskelgruppe allein, sondern auch deren Gegenspieler (Antagonist) in das Dehnungsprogramm einbezogen wird. Wenn also der Beugemuskel gedehnt wird, muß auch der Streckmuskel gestretcht werden, ebenso nach dem Innenrotator der außenrotierende Muskel, wie auch der anziehende (adduzierende) Muskel mit dem abspreizenden (abduzierenden) Muskel. Wenn dies nicht beachtet wird, dann können auch auf diese Weise muskuläre Dysbalancen entstehen.

Es empfiehlt sich schon aus psychologischen Gründen, das Dehnungsprogramm mit den »steiferen« Muskeln zu beginnen und auch auf sie mehr Zeit zu verwenden als für die geschmeidigen Muskeln, die ohnehin über optimale Geschmeidigkeit verfügen.
Bei unserer Körperhaltung achten wir ferner darauf, daß der Kopf in der verlängerten Achse der Wirbelsäule gehalten wird. Dies schließt nicht aus, daß auch die Halswirbelsäule in unterschiedlichen Positionen ihrer Beweglichkeit gedehnt wird, aber »Stretch-Anfänger« neigen bei vielen Übungen dazu, den Kopf schief und gesenkt zu halten.
Wenn eine Neigung zu Kreuz- und Lendenschmerzen besteht, ist auf Übungen zu verzichten, bei denen beide Beine gleichzeitig in Beugung bzw. in Streckung gedehnt werden. Dann ist es viel günstiger, jedes Bein für sich allein zu dehnen.

Keine Dehnung wird plötzlich oder gar ruckartig eingeleitet, sondern langsam und kontrolliert. Ebenso wird keine Dehnung schlagartig beendet, sondern allmählich und ruhig.

Während des gesamten Stretchvorganges kontrollieren wir selbst die Intensität der Dehnung, die niemals provozierend unangenehm oder gar schmerzhaft sein darf. Also langsam in die (schmerzlose) mögliche Endstellung bewegen, dann die entstandene Dehnungsspannung halten und abschließend wieder langsam lösen.

Dabei gilt der Grundsatz: Die richtige Ausgangsstellung ist wichtiger als die maximale Endstellung. Die ideale Intensität der Dehnungsspannung ist dann gegeben, wenn das starke Spannungsgefühl nach 3 bis 4 Sekunden nachläßt und dann gut erträglich ist.

Ist dies der Fall, dann empfinden wir konkret die Hemmung des sog. Dehnreflexes, die durch die Dehnung der Sehnenspindeln (Golgiorgane) ausgelöst wird.
Läßt dagegen das starke Spannungsgefühl nicht nach, dann muß der eingenommene Dehnungswinkel etwas korrigiert werden, bis wieder ein gut erträgliches und angenehmes Dehnungsgefühl empfunden wird. Die Wahrnehmung des erträglichen Dehnungsreizes ist der Maßstab für den richtigen Endanschlag (Endgefühl) der jeweiligen Dehnung.
Weil die verschiedenen Dehnungstechniken allesamt die Hemmung der Streckreflexe (auch Muskeldehnreflex genannt) zum Ziel haben, muß jede Übung kontrolliert und konzentriert, aber auch mit Einfühlungsvermögen ausgeführt werden.
Stretching hat letztlich nichts mit Anstrengung zu tun, weil wir mit unserer eigenen Kontrolle die maximale Intensität ständig überwachen.

Die beim Stretchen verwandten Dehnungsintensitäten bewegen sich in der Nähe der Belastungstoleranzen der gedehnten Gewebsstruktur, also im Grenzbereich der physiologischen Zugbelastungen.
Zu geringe Intensität ist effektlos, zu hohe Intensität provoziert Verletzungen durch Überdehnungen.

Bei unserer inneren Einstellung zum Stretching bewahren wir uns stets ein natürliches und physiologisches Verhältnis zu unserem Organismus und entwickeln dabei im Laufe der Zeit ein **gesteigertes Gesundheitsbewußtsein**.
Die beim Stretching praktizierte Konzentrationsfähigkeit und Beobachtung der Körpersignale versetzt uns in die Lage, auch bei anderen Tätigkeiten und Arbeiten oder sportlichen Aktivitäten den Körper bewußter zu empfinden und zu erleben.
Im guten Zusammenspiel von Körperhaltung, eigener Beobachtung und natürlicher Empfindung perfektionieren wir das Dehnungsprogramm.

Zentrale Steuerung und Atmung

Wie bereits ausgeführt, wird die Muskelspannung einerseits durch die beschriebenen Reflexvorgänge zwischen Muskel und Rückenmark, aber zusätzlich und sehr wesentlich durch die »höchste Etage« des zentralen Nervensystems (ZNS) – das Gehirn – bestimmt.

Je stressiger und aufgeregter wir sind, um so mehr steigt der Tonus aller Skelettmuskeln. Je ruhiger und entspannter wir sind, um so mehr sinkt der Tonus in der Muskulatur ab.
Dies hat für das Stretchtraining zur Konsequenz, daß wir nicht nur den zu dehnenden Muskel optimal entspannen, sondern uns auch zentral – also in den Strukturen des Gehirns – entspannen und zur Ruhe kommen müssen. Hektik, Nervosität und Stressigkeit sind mit Beginn der Dehnungsübungen durch Konzentration und Erzeugung innerer Ruhe abzulegen, damit die vom Gehirn aus gesteuerten Impulsströme in die peripheren Muskelgruppen und so die vom Rückenmark zu den Muskeln geleiteten Reflexe reduziert werden und muskuläre Spannungen nachlassen.
Erst die Kombination von zentraler und peripherer Entspannung führt zum optimalen Stretcherfolg.
Eine wichtige Hilfe für zentral gesteuerte Entspannung ist die ruhige und langsame Atmung.
Bei keiner Übung darf mit der Atmung gepreßt werden.
Ebenso falsch wäre ein künstlicher Atemrhythmus.
Auf natürliche Weise atmen ist die beste Atemtechnik. Nur so wird es uns gelingen, in entspannter Haltung zu stretchen.
So wie sich in aufgeregter, stößiger und hektischer Atmung Nervosität äußert, so führt ruhige, gleichmäßige und entspannte, gleichzeitig vertiefte Atmung auch zur zentralen Entspannung.
Über die Atmung vermögen wir sowohl zentrale Erregungen als auch zentrale Entspannungen zu stimulieren. Jeder gute Schau-

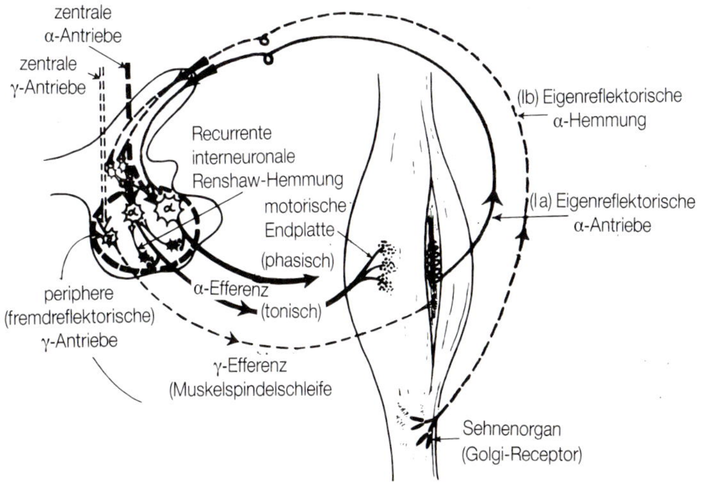

spieler und Redner versucht deswegen ebenfalls die Atmungstechniken zu beherrschen, um damit Stimmungen zu verdeutlichen und auszudrücken.
Stretching in entspannter Gesamtverfassung erzielt die größere Effektivität. Stretching ohne zentrale Entspannung ist mühsam und viel weniger nützlich.

Richtiges und regelmäßiges Stretchen führt schon nach kurzer Zeit zu besseren Entspannungsfähigkeiten, mit denen wir auch die Stretchergebnisse optimieren. Bei **ruhiger Atmung** und **zentraler Entspannung** wird Stretching ein gesamtkörperlicher Vorgang.

Dehnen – eine persönliche Angelegenheit

Bei der Gestaltung des Stretch-Programms gehen wir ausschließlich von unserer eigenen Dehnungsveranlagung und Dehnungsfähigkeit aus. So wie jeder Mensch sich in seinem Aussehen von jedem anderen Menschen unterscheidet, so unterschiedlich ist auch die individuelle Flexibilität. Es ist falsch, den unerreichbaren Stretchzielen anderer nachzueifern und diese zu Vorbildern zu machen.
Jeder wird durch Stretching Beweglichkeitsverbesserungen erzielen. Der eine langsamer, der andere schneller.
Jede Übertreibung und jeder falsche Ehrgeiz sind deswegen beim Stretching unangebracht und sogar gefährlich, weil dabei die individuelle Dehnungstoleranz überschritten wird und Verletzungen provoziert werden können, die nicht nur zu Flexibilitätsrückschlägen, sondern auch unter ungünstigen Bedingungen sogar zu Schädigungen führen können.
Besonders bei Gruppen- und Partnerübungen ist die Gefahr von ehrgeizigen Flexibilitätsvergleichen und »Dehnungswettkampf« gesteigert.
Der Übungsleiter sollte auf diese Zusammenhänge achten. Jeder muß beim Stretching sein persönliches Maß finden.
Wenn ein weiterer Fortschritt der Beweglichkeit trotz richtigen und intensiven Übens nicht mehr erreicht wird und Stagnation eintritt, dann besteht unser weiteres Ziel darin, die erreichte Beweglichkeit zu erhalten.

Die persönlichen körperlichen Bedingungen sind das Maß aller Dehnung.

Die Dehnungsspannung

Ziel aller Gymnastikstunden in Schulen und Sportvereinen ist die Verbesserung von Gelenkigkeit und Beweglichkeit.
Als man die Erkenntnisse der modernen Neurologie und Neurophysiologie noch nicht besaß, waren fast alle davon überzeugt, daß federnde, zerrende und wippende Dehnungen die Flexibilität der Gelenke und Muskeln zu verbessern vermögen. Mit viel Eifer wurde jedoch im Prinzip nichts anderes in den betroffenen Muskeln als eine Häufung sich wiederholender Muskeldehnungsreflexe erreicht. Lediglich Ballettänzer und Akrobaten wußten schon immer um die Effizienz der gehaltenen Dehnungsspannung, die erst durch die neuzeitliche neurologische Forschung in ihrer Richtigkeit bestätigt wurde.

3

Jede federnde Bewegung während des Dehnens erzeugt hohe Muskelabwehrspannungen und verhindert das entspannende Nachgeben der Muskelfasern. Nicht Muskelerregung, sondern Muskelentspannung ist Ziel des Stretchings. Unruhiges, wippendes Federn ist Antistretching.

In konsequenter Umsetzung neuer Erkenntnisse wurde an einer bekannten Münchner Gymnastikschule von den Studentinnen verlangt, daß sie in der Position der Spagatübung so lange verweilen mußten, bis sie einen zuvor gereichten Apfel aufgegessen hatten – in minutenlang gehaltener Spannung. Lang anhaltende Dehnungen werden auch in der Medizin zur Korrektur von Beugekontrakturen angewandt.
Die länger gehaltene **Dehnungsspannung** schaltet muskuläre Abwehrspannungen aus und relaxiert die Muskelfasern.

Dehnen mit Weitblick

So wie jedes sportliche Training nicht von heute auf morgen zu persönlichen Bestleistungen führt, so ist auch beim Flexibilitätstraining das Ziel nicht innerhalb kurzer Zeit zu erreichen. Für beides sind langfristige Ziele zu setzen und auch erreichbar.
Regelmäßiges und kontinuierliches Dehnen wird beim gesunden Gewebe immer zu sehr guter Elastizität führen. Die Beweglichkeitsergebnisse werden sich ganz allmählich verbessern und uns möglicherweise schon nach wenigen Monaten mit gut entwickelter Gelenkigkeit überraschen.

Das geduldige Trainieren bringt positive Trainingseffekte. Während jeder Übung sind wir von innerer und äußerer Gelassenheit geprägt und genießen in Konzentration Spannung und Entspannung, Haltung und Dehnungsempfindungen.

Das Erfolgsrezept für Stretching: Erfolg durch Geduld und gelassenen Weitblick.
Geduld bedeutet Beharrlichkeit, warten können, Toleranz, nachsichtig mit sich selbst sein. Gelassener Weitblick bringt Gefaßtheit, Selbstbeherrschung, Gleichmut, Ausgeglichenheit, Gemütsruhe, Geistesgegenwart. Stretching ist der bewußte Umgang mit der eigenen Beweglichkeit.

Kapitel 4
Dehnungsmethoden

Die Vielfalt der Techniken

4

Unser modernes Leben bringt es mit sich, daß viele Menschen **Gymnastik** in Verbindung mit Sport oder auch als Ausgleich für beruflich bedingte und körperlich einseitige Arbeit ausüben. Schlagwörter wie Lockerungs- und Dehnungsübungen, Freiübungen, tänzerische Gymnastik, Freiluftgymnastik, Frühgymnastik, Funkgymnastik, Fernsehgymnastik, Skigymnastik, Kindergymnastik, Seniorengymnastik, Pausengymnastik sowie Entspannungsübungen sind fast jedermann geläufig.
Anfang des 19. Jahrhunderts entwickelte der berühmte Stockholmer Sport- und Fechtlehrer P. H. Ling die sog. schwedische Gymnastik, die auch heilgymnastische Variationen beinhaltete. In Deutschland erhielt die Gymnastik- und Turnbewegung durch den »Turnvater« Friedrich Ludwig Jahn (1778–1852) wesentliche Impulse für die bis heute sich auswirkende Ausbreitung. Beiden ist es gelungen, breiten Volksschichten die Gymnastik als wichtiges Lebenselement nahezubringen.
Fast jede Gymnastik- und Turnstunde in Schulen, Sportvereinen, Kindergärten und Seniorenheimen sowie in uniformierten Einheiten ist methodisch mehr oder weniger an das gymnastische Verständnis von damals angelehnt.
Mit Schwung- und federnden Kräftigungsübungen für die großen Muskelgruppen versucht man (gelegentlich sogar mit strengem Drill), Beweglichkeit, Gelenkigkeit und Geschmeidigkeit zu erzielen. Oft herrscht die Überzeugung, daß den größten Erfolg diejenigen Übungen bringen, bei denen mit besonders viel Energie- und mächtigem Schwungaufwand der Endanschlag der Gelenke belastet wird. Mit verkrampfter Anstrengung und verzerrtem Gesicht versucht man, mit hohen Wiederholungszahlen den Ausdruck besonderer Zielstrebigkeit widerzuspiegeln.

In der Zwischenzeit wird es immer mehr Allgemeingut, daß gerade solche Übungen am wenigsten geeignet sind, Muskeln und Gelenke elastischer zu machen. Hinzu kommt, daß solche Turnübungen auch mit einem hohen Verletzungsrisiko behaftet sind und nicht selten zu Gewebsschädigungen führen.
Wie bereits ausgeführt, lösen derartige zerrende, wippende und federnde Übungen in erster Linie nicht Dehnungseffekte, sondern die beschriebenen Dehnreflexe aus (siehe Seite 29).
Sobald beispielsweise das gestreckte Bein mit kräftigem Schwung vorwärts bis in den möglichen Endanschlag »geschleudert« wird, bremsen alle dabei gedehnten Muskeln eine weitergehende Bewegung ab, weil sie in den betroffenen Muskelgruppen eine Vielzahl von Muskelspindeln plötzlich zur Dehnung bringen und über den bekannten Dehnungsreflex muskuläre Abwehrspannungen erzeugen. Als Schutz vor Zerreißungsgefahr hemmen die sich kontrahierenden Muskelgruppen einen erweiterten Schwung. Statt sich zu dehnen, ziehen sich bei dieser Methode die Muskeln zusammen, so daß der mögliche Endanschlag nicht einmal erreicht wird.
Deshalb sind solche gymnastische Übungen am wenigsten geeignet, das Bewegungsausmaß von Gelenken und Muskeln zu vergrößern. Zwar erreicht man dadurch eine gewisse Verbesserung der sog. exzentrischen Kraft (Muskelkontraktion bei gleichzeitiger Dehnung), aber keinesfalls werden dadurch die Muskeln geschmeidiger.
Der Vorteil dieser schwingenden und federnden Übungen liegt allerdings darin, daß sie im Rahmen der Aufwärmarbeit eine sehr gut verbesserte Muskeldurchblutung erzielen. Etwas mehr Erfolg, aber immer noch kein befriedigendes Elastizitätsergebnis bringen Übungen, bei denen durch aktive Muskelkraft der Endanschlag eines Gelenkes langsam und allmählich erreicht wird. Dabei entsteht für die gedehnte Muskelgruppe nicht der bewegungshemmende Dehnreflex und erklärt den etwas größeren Bewegungsausschlag. Das Dehnungsergebnis ist dabei um so besser, je geschmeidiger der gedehnte Muskel und je kräftiger der Antagonist ist.
Kombiniert man die beiden zuvor beschriebenen Übungen, dann erreicht man einen etwas günstigeren Dehnungseffekt: Nach drei bis vier leicht ausgeführten Schwüngen wird der entsprechende Körperteil durch eigene Muskelkraft bis ungefähr sechs Sekunden im dabei erreichten Endanschlag gehalten.
Einerseits wird bei dieser Übung der Dehnreflex zum Teil ausgeschaltet, und andererseits werden die angespannten Muskel-

partien gekräftigt. Man nennt diese Technik **»Ballestec and Hold«** (d.h. Federn und Halten). Je Muskelgruppe wird die Übung drei- bis fünfmal wiederholt.
Den bisher beschriebenen Dehnungstechniken könnten noch viele andere hinzugefügt werden. Insgesamt unterscheidet man in Fachliteratur und Praxis ca. zehn gezielte Dehnungstechniken, die mehr oder weniger erfolgreich zu guten Ergebnissen führen, aber zum Teil sehr kompliziert und mitunter auch für den Sportler motivationshemmend sind. In Japan haben sich gymnastische Übungsformen entwickelt, die sogar in vielen Betrieben während der Arbeitszeit in vielen Gruppen geübt werden, die eine Mischung aus Yoga und modernem Stretching darstellen. Dabei verharrt man in einer bestimmten Dehnstellung ein bis zwei Minuten. Diese Übungen dienen gleichzeitig als Konzentrationsübungen.

4

Dem **modernen Stretching** werden nur solche Dehntechniken zugeordnet, bei denen keinerlei Wippen, Schwingen, Federn oder Zerren entsteht, sondern ausschließlich solche Techniken, bei denen langsam der Endanschlag erreicht und dort passiv oder durch aktive Muskelanspannung eine bestimmte Dauer verweilt wird.
Passiv bedeutet in diesem Zusammenhang, daß der gedehnte Muskel entspannt bleibt (also ohne Kontraktion).
Aktives Dehnen kann zweierlei bedeuten:
- Der Gegenspieler (Antagonist) des gedehnten Muskels wird gleichzeitig angespannt (kontrahiert) und verstärkt damit den Dehnungseffekt.
- Der gedehnte Muskel wird während der Dehnung zwischendurch isometrisch kontrahiert (Muskelanspannung ohne Gelenkbewegung), um sich anschließend wieder zu entspannen und weitergedehnt zu werden.

Entscheidend sind dabei immer Dehnungszeit, Dehnungskraft, Kontraktionsdauer und Anspannungskraft.
In diesem Buch werden drei effektive Dehnungstechniken vorgestellt, die allein und mit Trainingspartner ausgeführt werden können:
- **Passives statisches Stretching**
- **Aktives statisches Stretching**
- **Anspannungs-Entspannungs-Stretching**

Alle drei Methoden können einzeln und in Gruppen angewendet werden.

Erfolgreiches Stretching

Beim Stretching entscheidet über den Erfolg die **Zeitdauer** der Dehnung und der Muskelanspannung sowie die **Zahl der Wiederholungen** und die Pausen zwischen den Wiederholungen. Die in den nachfolgenden Abschnitten beschriebenen Dehnungsmethoden sind um so wirkungsvoller, je exakter die angegebenen Zeiten beachtet werden. Wenn davon wesentlich abgewichen wird, verliert das Dehnen auch an Effektivität; zahlreiche wissenschaftliche Untersuchungen haben dies belegt.
Vor allem dem Anfänger des Stretchtrainings ist zu empfehlen, ganz bewußt im Sekundenrhythmus zu zählen. Bis das richtige Zeitgefühl für die Dauer der einzelnen Dehnungsphasen gefunden ist, kann auch der Sekundenzeiger einer Uhr eine Hilfe sein. Das Zählen der Sekunden soll grundsätzlich im stillen, d. h. lautlos erfolgen. Lautes Zählen beeinträchtigt nicht nur vollkommene Entspannung, sondern auch manchmal die gleichmäßige und ruhige Atmung.
Schon nach wenigen Wochen regelmäßigen Dehnens entwickelt sich nicht nur ein sicheres Zeitgefühl, sondern auch ein ausgeprägtes Empfinden für Anspannungs- und Entspannungszustände im Gewebe. Der Routinier im Stretching wird schließlich auf das bewußte Zählen der Sekunden ganz verzichten können und sich völlig auf die empfundene Entspannung bzw. Anspannung in der gedehnten Muskulatur verlassen. Er befindet sich nach monate- oder gar jahrelanger Erfahrung im Einklang mit den Körpersignalen.
Weil auch beim Stretching noch »kein Meister vom Himmel« gefallen ist, sind viele Übungen erforderlich, bis jede Methode auch in den unterschiedlichen körperlichen und psychischen Verfassungen beherrscht wird.
Bei den meisten Stretchern werden sich schon nach zwei bis vier Wochen regelmäßigen Dehntrainings die ersten positiven Ergebnisse verbesserter Geschmeidigkeit bemerkbar machen. Auch wer anfangs steif und ungelenkig war, wird gute Fortschritte feststellen. Nach drei bis sechs Monaten kontinuierlicher Stretcharbeit werden Sie über die schon erreichten Dehnfähigkeiten erstaunt sein.
Der große Vorteil des richtigen Stretchens besteht darin, daß der gewonnene Fortschritt nicht mit mehr Anstrengung oder gar mit unangenehmen Begleiterscheinungen verbunden ist, sondern fortwährend die Anpassungsfähigkeit des gedehnten Gewebes, das an Elastizität zunimmt, ausnutzt.

Hypermobilität dagegen (übersteigerte Beweglichkeit) kann im Sport auch die Leistungsfähigkeit beeinträchtigen.
Untersuchungen in der Schweiz an Hürdenläufern haben ergeben, daß sich die verbessernde Gelenkigkeit auf die erreichten Zeiten des Hürdensprints günstig auswirkten. Als die Hürdenläufer jedoch an den Oberschenkel- und Hüftmuskeln überbeweglich wurden, verschlechterte sich ihre Sprintzeit. Nachforschungen ergaben, daß das über der Hürde nach vorn gestreckte Bein einen um einige Zentimeter größeren Abstand zum Boden erhielt, wodurch eine zeitliche Verzögerung bis zum erneuten Auftritt des Fußes entstand. Ergebnis dieses Vorganges bei jeder Hürde war eine verlangsamte Sprintzeit.
So wie beispielsweise der Spagat im Turnen, bei der rhythmischen Sportgymnastik und beim Eiskunstlauf den Körperausdruck einzelner Übungen unterstreicht, so vorteilhaft ist er auch für den Fußballer, wenn er verletzungsfrei mit dem berühmten Eingrätschen den Ball vom Fuß des Gegners regelkonform »wegzuspitzeln« versucht. Der Spagat bringt jedoch dem Langstreckenläufer, Radrennfahrer, Motorrad- und Autorennfahrer, Kraulschwimmer, Kugelstoßer, Speerwerfer oder Hammerwerfer keinen Erfolg. Entscheidend für das Endziel der Beweglichkeit ist die **sportartspezifische Anforderung**. Diese ist normalerweise sowohl jedem Sportler als auch jedem Trainer bekannt.
Die Steigerung der Dehnfähigkeit hängt einerseits davon ab, wie oft wir stretchen und wieviel Stretchübungen unser Dehnungsprogramm beinhaltet.
Natürlich wird tägliches Stretchen den schnellsten Erfolg bringen. Befriedigende Fortschritte können aber auch bereits bei dreimal wöchentlichem Training erzielt werden; dies ist jedoch die unterste Grenze. Bei nur zweimaligem Üben pro Woche kann zwar die bereits erreichte Flexibilität gehalten werden; weitere Fortschritte der Geschmeidigkeit sind jedoch bei diesem Minimalprogramm nicht möglich.
Bei einem Dehnungstraining, das nur einmal wöchentlich oder gar noch seltener stattfindet, ist keinerlei Erfolg zu prognostizieren.
Eigentlich kann die **Häufigkeit** des Stretchtrainings auf einen klaren Nenner gebracht werden: Das Stretchtraining findet so häufig statt wie das sportliche Training.
Genaugenommen wird doppelt so häufig gestretcht wie trainiert, weil die Dehnungsarbeit sowohl vor als auch nach dem eigentlichen sportlichen Training stattfindet, nämlich im Rahmen

des Aufwärmens und des Abwärmens. Wer also fünfmal wöchentlich ein sportliches Training absolviert, wird sich mindestens zehnmal stretchen.
Wer aus zeitlichen oder anderen Gründen seltener trainiert, jedoch für seine Sportart eine ausgeprägte Beweglichkeit benötigt, der sollte auch an trainingsfreien Tagen Dehnungsübungen »einstreuen«.
In solchen Situationen – wenn Zeit »Mangelware« ist – können die wichtigsten erforderlichen Stretchübungen auch ohne vorheriges Aufwärmen durchgeführt werden. Allerdings sollten dann die Übungen mit mehr Vorsicht erfolgen, weil ohne Vorwärmen das Verletzungsrisiko etwas höher ist.

Das passive statische Stretching (Dauer- oder Langzeitdehnen)

Das passive statische Stretching wird im Bereich des Sports häufig mit Bob Anderson verbunden, der diese Dehnungsmethode bekannt machte.

»Passiv« bedeutet: Der Muskel wird nur gedehnt und erzeugt keine Anspannung (Kontraktion).
»Statisch« bedeutet: Die Dehnung wird während der Stretchphase nicht unterbrochen.

Beim passiven statischen Stretching wird der Muskel langsam bis zu seinem möglichen Endanschlag gedehnt, ohne daß dabei Schmerzen oder unangenehme Empfindungen entstehen. In dieser Position wird der Muskel zehn bis 30 Sekunden gehalten. Die Dehnungsintensität ist dann richtig dosiert, wenn während dieser gehaltenen Dehnung das deutliche Spannungsgefühl nach etwa zwei bis vier Sekunden nachläßt.
Das Nachlassen des Spannungsgefühls signalisiert uns die einsetzende Hemmung des Muskeldehnreflexes, ausgelöst durch die Sehnenspindeln, die den Impulseinstrom (Alphaaktivität) vom Rückenmark zum Muskel reduzieren, dessen Länge sich daraufhin vergrößert, weil die Spannung in ihm abnimmt.
Anschließend wird die Dehnung nicht abrupt oder ruckartig beendet, sondern langsam und kontrolliert.
Nun folgt eine Pause in gleicher Länge wie die Dehnung.
Während dieser Pause wird gleich die nächste Muskelgruppe gedehnt, am besten der Gegenspieler (Antagonist). Jede Übung wird mindestens dreimal wiederholt.

Das passive statische Stretching wird effektiver und in seiner Wirkung deutlich gesteigert, wenn man nach Abschluß der ersten Dehnungsphase noch ein wenig weiterdehnt und diese Spannung wiederum zehn bis 30 Sekunden hält. Auch in dieser zweiten Phase darf kein Schmerz oder eine unangenehme Empfindung auftreten.

Die erste Dehnungsphase nannte Bob Anderson »eine leichte Dehnung« (easy stretch), während er die zweite Dehnungsphase als »fortschreitenden Teil des Dehnens« (development stretch) bezeichnete.

Sehr wichtig für beide Dehnungsphasen ist ein »gutes schmerzloses Gefühl«. Jeder wird beim regelmäßigen Dehnen nicht nur den Beweglichkeitsfortschritt feststellen, sondern auch den genauen Endanschlag der Bewegung.

Normalerweise macht sich bei jeder Wiederholung der Dehnung eine Erweiterung des Endanschlages durch die Zunahme der Muskellänge bemerkbar.

Während jeder Dehnung verhalten wir uns psychisch und körperlich völlig entspannt, atmen ruhig und regelmäßig und achten darauf, daß der gedehnte Muskel absolut »losläßt«.

Dieses Loslassen will geübt sein und gelingt zu Beginn häufig nicht. Meist schleicht sich eine »Restspannung« (Minimaltonus) ein, der die perfekte Optimaldehnung beeinträchtigt. So ist auch unter Umständen eine Stagnation des Stretcherfolges zu erklären.

Oberstes Gebot also: Im gedehnten Muskel nachlassen, nachgeben, entspannen, relaxieren und während der gesamten Dehnphase auch zentral (im Gehirn) entspannen und sich trotz des lautlosen Zählens ganz kontrolliert auf die Dehnung konzentrieren.

Gelingt uns dies, werden wir überrascht sein, wie kurz nach Beginn des intensiven Dehnungsgefühls die Spannung im Gewebe nachläßt (weil die Alphaaktivität gehemmt wird) und wir sogar die nachlassende Spannungsempfindung als angenehm wahrnehmen.

Je entspannter wir dabei in unserer psychischen Verfassung sind, um so intensiver wirkt die Dehnung, da auch vom Großhirn aus der Einstrom der elektrischen Impulse in den Muskel zusätzlich gehemmt wird.

Diese doppelte Hemmwirkung der Dehnreflexe der gedehnten Muskeln erklärt die überaus erfolgreiche Wirkung des passiven statischen Stretchings.

An dieser Stelle gibt es gewisse Berührungspunkte zwischen

dem Verständnis des Stretchtrainings und dem autogenen Training: kontrollierte Haltung, Entspannung, ruhige Atmung, Konzentration auf die spürbaren Funktionen des Körpers.
Es gibt sehr viele Sportler, die ausschließlich das passive statische Stretchen praktizieren und auf weitere Dehntechniken verzichten, weil sie feststellen, daß ihnen gerade diese Methode gefällt und die erwünschten Effekte bringt. Vor allem derjenige, der sich beim Dehnen gleichzeitig entspannen und konzentrieren möchte, wird sich für das passive Stretchen entscheiden bzw. ihm den Hauptanteil des individuellen Dehnungsprogramms widmen, erst recht, wenn alle Übungen beide Dehnphasen beinhalten. Alle in diesem Buch und im Gesundheitsbegleiter vorgestellten Dehnübungen eignen sich für beide Phasen.

Die Vorteile des passiven statischen Stretchings sind:
- leicht erlernbar,
- sehr wirksam,
- sowohl während des Aufwärmens als auch während des Abwärmens möglich,
- fördert Entspannungs- und Konzentrationsfähigkeit,
- viele Übungsvarianten.

Der Nachteil des passiven statischen Stretchings:
- Während der letzten 30 Minuten vor Wettkampfbeginn nicht mehr geeignet, weil der Tonus des Muskels durch intensive Dehnübungen so sehr abnehmen kann, daß sich dies auf die Leistungsfähigkeit im Wettkampf negativ auswirkt.

Beim passiven statischen Stretching wird der entspannte (passive) Muskel intensiv und lang gedehnt.

Das aktive statische Stretching

Das aktive statische Stretching gehört zu den jüngsten Dehnungsmethoden und ist deswegen weiten Kreisen im Sport noch nicht bekannt.

»**Aktiv**« bedeutet: Der Gegenspieler (Antagonist) des gedehnten Muskels wird kontrahiert (ist also aktiv); »statisch« bedeutet dabei: Der gedehnte Muskel bleibt ununterbrochen entspannt und kontrahiert sich nicht.

Zuerst wird wie zuvor beim passiven statischen Stretching der Muskel bis zum möglichen Endanschlag gedehnt.

Nun wird sein Gegenspieler (Antagonist) langsam angespannt (kontrahiert), wodurch die Dehnung aktiv zunimmt.
Diese Dehnungsposition wird zehn bis 20 Sekunden ruhig und ohne zusätzliche Bewegungen gehalten.
Auch dabei ist darauf zu achten, daß das intensive Spannungsgefühl im gedehnten Muskel nach etwa drei bis vier Sekunden nachläßt.
Während der Dehnung ruhig und regelmäßig atmen und versuchen, trotz der Kontraktion des Antagonisten zentral zu entspannen. Die Übung wird nach einer Pause von zehn bis 20 Sekunden zwei- bis dreimal wiederholt.
In der Pause kann bereits eine andere Muskelgruppe gedehnt werden. Durch wissenschaftliche Untersuchungen konnte nachgewiesen werden, daß bei intensiver Kontraktion eines Muskels die Spannung seines Gegenspielers nachläßt, wodurch dieser leichter gedehnt werden kann.
Besonders am Anfang wird es manchem Schwierigkeiten bereiten, sich auf die Entspannung des gedehnten Muskels zu konzentrieren, wenn sein Gegenspieler kontrahiert ist. Aber nach einiger Zeit gelingt dies problemlos.
Die Dehnungsmethode des aktiven statischen Stretchings wird man im allgemeinen kombinieren mit dem passiven statischen Stretching und nur bei denjenigen Muskelgruppen anwenden, die sehr verspannt, verkürzt oder durch alte Verletzungen problematisiert sind. Sie kommt also überwiegend ergänzend zum Einsatz.
Beim aktiven statischen Stretching ist unbedingt zu beachten, daß nur solche Übungen verwendet werden, bei denen während der Dehnung nur ein Gelenk bewegt wird und die benachbarten Gelenke fixiert sind.

Die Vorteile des aktiven statischen Stretchings:
- sehr wirksam
- relativ leicht erlernbar,
- bei einer Reihe von Übungen variationsreich einsetzbar,
- kann auch ergänzend in das Aufwärmprogramm integriert werden,
- ist für »Problemmuskeln« besonders geeignet,
- kann noch 20–30 Minuten vor dem Wettkampf durchgeführt werden.

Nachteile des aktiven statischen Stretchings:
- zentrale Entspannung ist erschwert,

- nach Training und Wettkampf wenig motivierend, weil anstrengend; manchmal können in erschöpftem Zustand Muskelkrämpfe ausgelöst werden.

Beim aktiven statischen Stretching wird der Gegenspieler des gedehnten Muskels angespannt und verstärkt dadurch den Dehnungsreiz; die einzelne Übung dauert zehn bis 20 Sekunden und wird zwei- bis dreimal wiederholt.

Das Anspannungs-Entspannungs-Stretching (PNF-Methode – Postisometrische Relaxation, Sherington I)

Diese Methode ist in der Medizin fester Bestandteil der Bewegungstherapie; es gibt verschiedene Bezeichnungen, Sherington gilt als der Erfinder.

Bei ausgeprägten verspannten und verkürzten Muskelgruppen gilt diese Stretchmethode als die wirksamste und erfolgreichste.

Auch beim Anspannungs-Entspannungs-Stretching geht es ausschließlich darum, daß der Muskeldehnungsreflex gehemmt wird.

Zuerst wird der Muskel langsam (unter Vermeidung ruckartiger Bewegungen) bis zum möglichen Endanschlag gedehnt. Nun wird derselbe Muskel maximal gegen einen äußeren Widerstand (die eigene Hand, Wand, Gerät, Trainingspartner) isometrisch angespannt, d.h. ohne daß es zur Verkürzung des Muskels kommt.

Diese Anspannung dauert sechs bis zehn Sekunden lang. Unmittelbar danach entspannt sich der gedehnte Muskel bei gleichbleibender Gelenkstellung für zwei bis vier Sekunden.

Nach dieser kurzen Entspannungspause wird der Muskel langsam weitergedehnt bis zum möglichen Endanschlag. In dieser Position zehn Sekunden verharren.

Jetzt erfolgt die erneute isometrische Muskelanspannung für sechs bis zehn Sekunden, danach wieder zwei bis vier Sekunden Entspannung, um anschließend weiterzudehnen mit zehn Sekunden dauerndem Stretch. Der gleiche Vorgang wiederholt sich noch einmal.

Insgesamt wird dieser Wechsel von Anspannung – Entspan-

nung – Dehnung zwei- bis dreimal hintereinander pro Muskel bzw. Muskelgruppe wiederholt.
Durch wissenschaftliche Untersuchungen konnte nachgewiesen werden, daß neben der von den Sehnenspindeln erzeugten Eigenhemmung zusätzliche Reflexvorgänge auf der Rückenmarksebene unmittelbar nach der Muskelanspannung eine postisometrische Hemmung erzeugen. Dabei entsteht nach der isometrischen Spannung des Muskels eine kurzdauernde Muskelentspannung (postisometrische Relaxation für zwei bis vier Sekunden). Diese Entspannungsphase wird beim Anspannungs-Entspannungs-Stretching zur optimalen Dehnung des Muskels ausgenützt.
Sehr wichtig ist bei dieser Dehnungstechnik, daß die einzelnen Anspannungs-, Entspannungs- und Dehnungsphasen im unmittelbaren Bereich des Endanschlages erfolgen. Jegliches Wippen, Zerren sowie ruckartige Bewegungen müssen unbedingt vermieden werden, da sonst die Muskelspindeln wieder erregt werden und den erwünschten Dehnungseffekt verhindern.
Während der zwei bis drei Wiederholungen darf die Atmung in keiner Weise gepreßt oder unterbrochen werden; die Atmung wird vielmehr ruhig und gleichmäßig fortgesetzt.
Auch dürfen in keiner Phase Schmerzen provoziert werden. Bei Schmerzen sofort etwas nachgeben!
Wichtig ist ferner, daß der Übende in der jeweiligen Dehnungsposition einen sicheren Halt hat.
Die Beendigung dieser Anspannungs-, Entspannungs- und Dehnfolgen erfolgt nicht ruckartig, sondern allmählich und kontrolliert.
Die beschriebene Dehnungsmethode wird dann optimal gestaltet, wenn jeder Übungsteil zwar intensiv, aber konzentriert und kontrolliert ausgeführt wird.
Obwohl psychische Entspannung dabei schwer ist, soll sie trotzdem versucht und geübt werden, weil dadurch die Dehnungseffektivität durch die zusätzliche Hemmung der Alphaaktivität über das Gehirn gesteigert wird.
Es ist sehr hilfreich, wenn sowohl die gedehnte Muskelgruppe als auch die Muskelanspannung bewußt wahrgenommen wird, damit sich das optimale Stretchgefühl entwickelt.
Wenn das Anspannungs-Entspannungs-Stretching perfekt beherrscht wird, werden die Muskeln in dreifacher Hinsicht in ihrem **Dehnungsverhalten** positiv beeinflußt.

- Eigenhemmung über die Sehnenspindeln,
- postisometrische Hemmung über die Rückenmarksebene,

- vom Gehirn gesteuerte Hemmung der Alphaaktivität durch zentrale Entspannung.

Diese Dehnungsmethode erzeugt in den gedehnten Muskeln auch eine ausgeprägte Durchblutung und Erwärmung; sie führt darüber hinaus bei vielen Sportlern auch zu einem gewissen Kraftzuwachs; das gilt besonders zu Zeiten der Inaktivität, also nach Ruhigstellung durch Gipsverbände, aber auch bei sitzender und anderer inaktiver Tätigkeit.
Das Anspannungs-Entspannungs-Stretching gilt als die erfolgreichste Dehnungstechnik.
Im normalen Trainingsbetrieb kommt sie jedoch nur zum Einsatz, wenn sehr verspannte und verkürzte Muskulatur durch die anderen Dehnungsmethoden nicht erfolgreich beeinflußt werden konnte.
Der Sportler erlernt im allgemeinen für einige wichtige Muskelgruppen die Technik des Anspannungs-Entspannungs-Stretchings, die er dann ergänzend in seine Dehnungsarbeit integrieren kann.
Am Anfang genügt es, wenn die isometrische Muskelanspannung zunächst auf sechs Sekunden beschränkt wird, um sie später sukzessive auf zehn Sekunden zu erhöhen. Die Effizienz wird dadurch individuell angepaßt und verstärkt.
Bei Sportlern, die regelmäßig Krafttraining betreiben, ist zu empfehlen, daß sie die isometrische Anspannung auch länger als zehn Sekunden – maximal jedoch 15 Sekunden durchführen.

Die Vorteile des Anspannungs-Entspannungs-Stretchings:
- hochwirksam,
- kräftigt geschwächte Muskeln,
- fördert Durchblutung und Stoffwechsel in der Muskulatur,
- kann noch 20–30 Minuten vor dem Wettkampf erfolgen.

Die Nachteile des Anspannungs-Entspannungs-Stretchings:
- für manche Sportler zu kompliziert – deswegen geringere Akzeptanz,
- durch die aktive Muskelanspannung wird Milchsäure in der Muskulatur gebildet, so daß der pH-Wert (Wasserstoffionenkonzentration im Blut) deutlich ansteigt und anschließende Leistung beeinträchtigt,
- Entspannung ist kaum möglich,
- nach erschöpfendem Wettkampf kaum geeignet; löst dabei häufig auch Muskelkrämpfe aus.

Auch beim Anspannungs-Entspannungs-Stretching ist darauf zu achten, daß während der Übung nur ein Gelenk bewegt wird, während das Nachbargelenk fixiert bleibt.

Beim Anspannungs-Entspannungs-Stretching wird der Muskel in der Position des Endanschlags im Wechsel von Anspannung (sechs bis zehn Sekunden) – Entspannung (zwei bis vier Sekunden) – weiterer Dehnung (zehn Sekunden) mit zwei- bis dreimaliger Wiederholung des Zyklus gestretcht.

Stretching mit Trainingspartnern

4

Partnerübungen sind beim Stretching nicht die Regel, sondern mehr die Ausnahme. Trainingspartner kann jeder sein, der selbst die Technik des Stretchens beherrscht; in Frage kommen meist Sportkameraden, aber auch Trainer, Sportphysiotherapeuten und Sportärzte.
Die Partnerübungen sind lediglich als wichtige Ergänzung zum »Einzelstretching« zu verstehen.
Sie haben besondere Bedeutung im Rahmen der Rehabilitation, d.h. beim wieder aufgenommenen Training nach ausgeheilten Verletzungsfolgen. Eine wichtige Aufgabe haben die Partnerübungen auch dann, wenn die Dehnungserfolge stagnieren, die erzielte Beweglichkeit jedoch noch nicht ausreichend ist.
Das Stretching mit Trainingspartnern beinhaltet daher nur Übungsteile, die der einzelne Sportler entweder nicht oder nicht so gut durchführen kann.
Partnerübungen haben den großen Vorteil, daß sie jeden einzelnen Muskel bzw. jede beliebige Muskelgruppe sowie jede Gelenkebene erfassen können. Daher können Partnerübungen besonders variationsreich und vielgestaltig angewendet werden. Alle drei beschriebenen Methoden des Stretchings sind für die Partnerübung geeignet.

Beim Stretching mit Trainingspartner ist wichtig:

1. Der Partner, der die Dehnübung durchführt, muß die Dehnungsfähigkeit des zu dehnenden Sportlers sehr gut kennen.
2. Der Sportler muß dem Trainingspartner während der jeweiligen Dehnungsphase mitteilen, ob die Dehnungsintensität richtig ist.

3. Beide Trainingspartner müssen ein »Stopzeichen« (Wort oder Zeichen) vereinbaren, wenn während des Dehnens Schmerzen wegen Überdosierung entstehen sollten.
4. Es empfiehlt sich, daß beide Trainingspartner eine einigermaßen vergleichbare Körpergröße haben.
5. Für das Stretching mit Trainingspartnern gelten die gleichen Regeln der drei beschriebenen Dehnmethoden.
6. Der Trainingspartner muß seine Hand- bzw. Stützgriffe so anlegen, daß er keine unangenehmen Kneif- oder Druckeffekte erzeugt, weil diese beim Sportler nicht nur Entspannung verhindern, sondern Abwehrspannungen erzeugen können.
7. Alle Übungen müssen so angelegt sein, daß gleichmäßiges und entspanntes Atmen des Sportlers möglich ist.
8. Während der einzelnen Übungen soll das Sprechen auf ein Minimum beschränkt bleiben.
9. Die Partnerübungen erfordern von beiden eine gesteigerte Aufmerksamkeit und Konzentration.
10. Sollten während der Übung im Endanschlag Schmerzen auftreten, dann darf der Sportler nicht mit reflexartigen und unkontrollierten Ausweichbewegungen reagieren, weil sonst ein erhöhtes Verletzungsrisiko besteht. Es ist wichtig, daß der Partner auf die Zeichen des Sportlers sofort richtig reagiert.

Die beschriebenen Grundsätze müssen erfahrungsgemäß besonders dann genau beachtet werden, wenn Partnerübungen in der Gruppe durchgeführt werden.
Auch ist es wichtig, daß die Partner nicht bei jedem Training wechseln, weil sonst die individuellen Dehnungseigenschaften nicht so gut berücksichtigt werden können.
Für die praktische Durchführung in der Gruppe empfiehlt es sich, daß alle Trainingspartner zusammen einen Kreis bilden und derjenige, der die einzelnen Übungen demonstriert, diese in der Kreismitte vorführt.
Anschließend überwacht er die exakte Durchführung der Dehnungstechniken aller Übungspartner. Nach vier bis fünf Übungen sollten die Trainingspartner (Sportler) wechseln, um die gleichen Übungen am anderen zu wiederholen.
Beim Stretching in der Gruppe ist viel Augenmerk darauf zu richten, daß alle Partner konzentriert und aufmerksam arbeiten, damit Verletzungsgefahren ausgeschlossen werden können.

Trainingspartner, die hierzu nicht bereit sind, sind für Stretching in der Gruppe ungeeignet.
Weil die Anweisungen des Übungsleiters akustisch gut verstanden werden müssen, sollte während des Stretchens keine lärmende Musik eingeschaltet sein.

Partnerübungen sind sowohl bei Mannschafts- als auch bei Individualsportlern wichtig und meist unverzichtbar. Systematische Schulung erleichtert ihre Durchführung.

Tips für die Praxis

4

Regelmäßig durchgeführtes Stretchtraining führt bereits nach wenigen Wochen zu objektiv feststellbaren Ergebnissen verbesserter Beweglichkeit und Geschmeidigkeit der Muskeln und Gelenke. Die Motivation für die Dehnungsarbeit nimmt sicherlich mit ihrem Erfolg zu.
Der ambitionierte Freizeit- und Hobbysportler wird mit dreimal wöchentlich 15–20 Minuten Stretching nach etwa einem halben Jahr über eine gut fortgeschrittene Flexibilität verfügen.
Leistungssportler werden ihr Stretch-Programm auf etwa 30 Minuten ausdehnen, als Teil eines jeden sportlichen Trainings. Profi- und Hochleistungssportler, die kompositorische Sportarten betreiben (z. B. Turnen, Eiskunstlauf, Kunstspringen, rhythmische Sportgymnastik) werden täglich mindestens 30–60 Minuten für Stretching verwenden.
Wer über ein Jahr regelmäßig stretcht, wird sich danach in seiner Flexibilität nicht wiedererkennen; er wird sich wohler fühlen und gleichzeitig auch leistungsfähiger und weniger verletzungsanfällig sein.
Die in diesem Buch vorgestellten Dehnungsübungen erfassen ein breites Anwendungsspektrum für die einzelnen Sportarten. Die Übungen sollen für alle Körperregionen eine Auswahl bewährter Dehnungsbeispiele darstellen und eine Hilfe bei der Gestaltung eines individuellen Dehnungsprogramms sein.
Weil jeder Sportler seine Sportart genau kennt, weiß er auch einzuschätzen, welche Dehnungsübungen für ihn von besonderer Bedeutung sind. Ein Handballspieler wird dabei zu einer anderen Übungsauswahl als der Tischtennisspieler kommen, ebenso der Fußballer im Vergleich zum Radsportler. Deswegen soll kein starres Programm vorgeführt werden, sondern unter-

schiedliche Möglichkeiten, an denen sich der einzelne Sportler orientieren kann.

Darüber hinaus wird im Laufe der Zeit sicherlich jeder Sportler zusätzliche Übungsvariationen selbst kreieren oder andere Anregungen in sein Programm aufnehmen. Selbstverständlich bleibt es jedem einzelnen Sportler überlassen, ob er sein Stretchtraining ausschließlich sportartspezifisch orientiert und dabei nur auf bestimmte Muskelgruppen und Gelenkabschnitte Schwerpunkte legt, oder ob er darüber hinaus seine allgemeine Beweglichkeit und Geschmeidigkeit zu fördern trachtet. Immer soll jedoch darauf geachtet werden, daß die wichtigsten Gelenkebenen und alle großen Muskelgruppen, die für die einzelne Sportart von Bedeutung sind, im Stretch-Programm berücksichtigt werden.

Die Erfolgsprognosen sind um so günstiger, je regelmäßiger, häufiger und länger gedehnt wird.

Abschließend werden noch einmal alle wichtigen Hinweise zur korrekten Durchführung der drei maßgeblichen Dehnungsmethoden zusammengefaßt.

Passives statisches Stretching

- langsam in den möglichen Endanschlag ohne Schmerzen dehnen, Dehnung 10–30 Sekunden halten,
- Pause von 10–30 Sekunden, in der eine andere Muskelgruppe (Gegenspieler) gedehnt wird,
- jede Übung drei- bis maximal fünfmal wiederholen,
- Dehnungsintensität ist optimal, wenn der Dehnungszug nach 2–4 Sek. nachläßt, sonst etwas nachgeben,
- verschwindet der Dehnungszug ganz, dann 10–30 Sek. weiterdehnen (zweite Phase),
- vermeiden Sie Wippen, Federn, ruckartige Bewegungen,
- während der Dehnung ruhig und regelmäßig atmen,
- versuchen Sie sich auf die Dehnung zu konzentrieren und gleichzeitig zentral zu entspannen,
- die exakte Ausgangsstellung ist noch wichtiger als der maximale Endanschlag.

Aktives statisches Stretching

- Muskel langsam bis zum Endanschlag (schmerzlos) dehnen,
- den Gegenspieler (Antagonisten) aktiv anspannen,
- die erreichte Position 10–20 Sek. halten,

- gleich lange Pause, in der eine andere Muskelgruppe gedehnt wird,
- Übung zwei- bis dreimal wiederholen, während Dehnung kein Wippen, Federn oder ruckartige Bewegungen,
- während Dehnung ruhig und regelmäßig atmen,
- Konzentration auf gedehnten Muskel bei gleichzeitiger zentraler Entspannung.

Anspannungs-Entspannungs-Stretching

- Muskel langsam bis zum möglichen Endanschlag schmerzlos dehnen,
- Muskel 6–10 (15) Sek. gegen Widerstand isometrisch anspannen,
- dann ohne Gelenkbewegung 2–4 Sek. entspannen,
- jetzt bis zum neuen Endanschlag weiterdehnen und 10 Sek. so halten,
- in gleicher Position erneut den Muskel isometrisch anspannen mit anschließender Entspannung und Dehnung,
- gleichen Vorgang zwei- bis dreimal je Muskel wiederholen,
- ruckartige Bewegungen vermeiden,
- trotz Anstrengung ruhig und regelmäßig atmen,
- während der Dehnungsphase (10 Sek.) versuchen zu entspannen.

Kapitel 5
Übungsprogramm für die Beine

Die nachfolgenden Stretchübungen für die Beine sind so gegliedert, daß alle wichtigen Muskelgruppen berücksichtigt und gedehnt werden können.
Alle in den nächsten Abschnitten beschriebenen Übungen sollten je Muskelgruppe wenigstens dreimal hintereinander wiederholt werden; in hartnäckigen Fällen oder bei großen und verspannten Muskelgruppen können auch fünfmalige Wiederholungen erforderlich sein.

---

1 Oberarmspeichenmuskel m. brachioradialis
2 langer Speichenhandstrecker m. extensor carpi radialis longus
3 gemeinschaftlicher Fingerstrecker m. extensor digitorum
4 Ellenhandstrecker m. extensor carpi ulnaris
5 langer Daumenabzieher m. abductor pollicis longus
6 Kapuzenmuskel m. trapezius
7 Deltamuskel m. deltoideus
8 großer Brustmuskel m. pectoralis major
9 zweiköpfiger Armbeuger m. biceps brachii
10 dreiköpfiger Armstrecker m. triceps brachii
11 innerer Armbeuger m. brachialis
12 großer Rundmuskel m. teres major
13 kleiner Rundmuskel m. teres minor
14 Untergrätenmuskel m. infraspinatus
15 breiter Rückenmuskel m. latissimus dorsi
16 Rautenmuskel m. rhomboideus
17 vorderer Sägemuskel m. serratus anterior
18 gerader Bauchmuskel m. rectus abdominis
19 äußerer schräger Bauchmuskel m. abliquus externus abdominis
20 mittlerer Gesäßmuskel m. gluteus medius
21 großer Gesäßmuskel m. gluteus maximus
22 Spanner der Schenkelbinde m. tensor fasciae latae
23 zweiköpfiger Schenkelbeuger m. biceps femoris
24 Halbsehnenmuskel m. semidentinosus
25 Plattsehnenmuskel m. semimembranosus
26 großer Schenkelanzieher m. adductor magnus
27 schlanker Muskel m. gracilis
28 Lendendarmbeinmuskel m. iliopsoas (nur teilw. sichtbar, links neben 30),

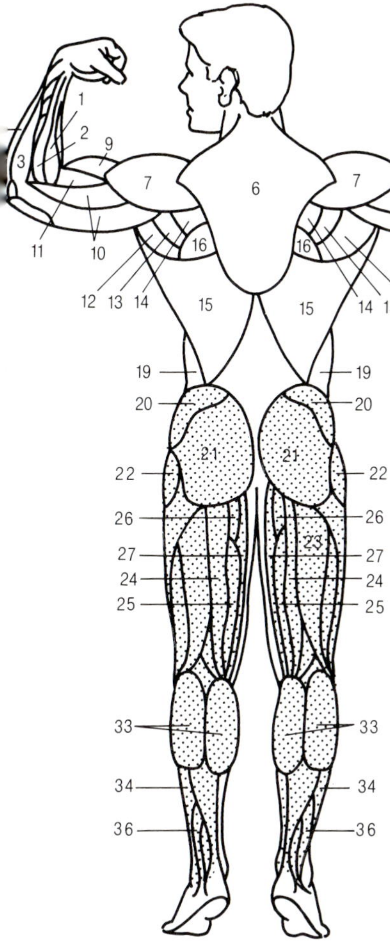

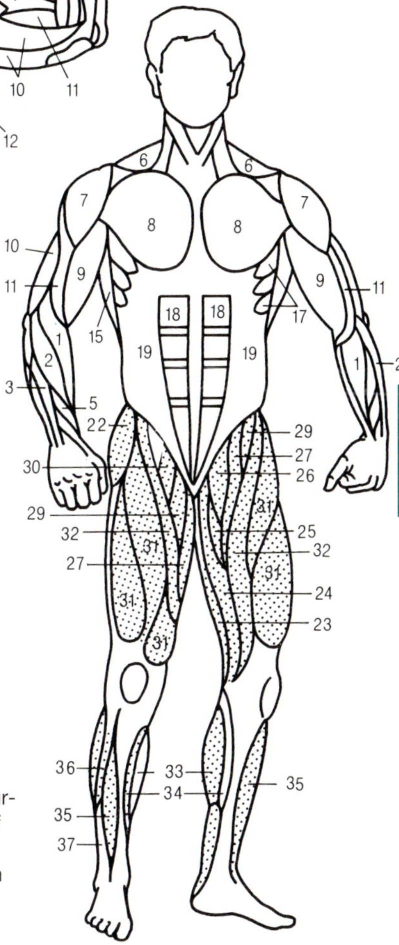

Aus Gründen der Übersichtlichkeit wurden tieferliegende Muskelgruppen auf diesen Zeichnungen nicht dargestellt. Diese Muskeln werden jedoch bei den einzelnen Übungen grafisch gezeigt.

29 langer Schenkelanzieher m. adductor longus
30 Kammuskel m. pectineus
31 vierköpfiger Schenkelstrecker m. quadriceps femoris
32 Schneidermuskel m. sartorius
33 Zwillingswadenmuskel m. gastrocnemius
34 Schollenmuskel m. soleus
35 vorderer Schienbeinmuskel m. tibialis anterior
36 langer Wadenbeinmuskel m. peroneus longus
37 langer Zehenstrecker m. extensor digitorum longus

Im einzelnen beziehen sich die Übungen auf

- Wadenmuskulatur,
- Zwillingswadenmuskel *(M. gastrocnemius)*,
- Schollenmuskel *(M. soleus)*,
- Schienbein- und Wadenbeinmuskulatur – vorderer Schienbeinmuskel *(M. tibialis anterior)*,
- Langer Zehenstrecker *(M. extensor digitorum longus)*,
- Langer Großzehenstrecker *(M. extensor hallucis longus)*,
- Langer und kurzer Wadenbeinmuskel *(M. peronaeus longus und brevis)*,
- Kniegelenkstrecker (Oberschenkelvorderseite), vierköpfiger Schenkelmuskel *(M. quadratus femoris = M. rectus femoris, M. vastus medialis, M. vastus intermedius, M. vastus lateralis)*,
- Kniegelenkbeuger (Oberschenkelrückseite), auch Hamstrings und Ischiokurale genannt,
- zweiköpfiger Schenkelmuskel *(M. biceps femoris)*, Halbsehnenmuskel *(M. semitendinosus)*, Plattsehnenmuskel *(M. semimembranosus)*,
- Adduktoren (Beinanzieher) – schlanker Muskel *(M. gracilis)*, langer Schenkelanzieher *(M. adductor longus)*, großer Schenkelanzieher *(M. adductor magnus)*, Kamm-Muskel *(M. pectineus)*, kurzer Schenkelanzieher *(M. adductor brevis)*,
- Abduktoren (Beinabspreizer) – Schenkelbindenspanner *(M. tensor fasciae latae)*, mittlerer Gesäßmuskel *(M. glutaeus medius)*, kleiner Gesäßmuskel *(M. glutaeus minimus)*,
- Hüftbeuger – großer Lendenmuskel *(M. psoas major)*, Darmbeinmuskel *(M. iliacus)*,
- Hüftstrecker (Gesäßmuskulatur) – großer Gesäßmuskel *(M. glutaeus maximus)*, mittlerer Gesäßmuskel *(M. glutaeus medius)*, kleiner Gesäßmuskel *(M. glutaeus minimus)*.

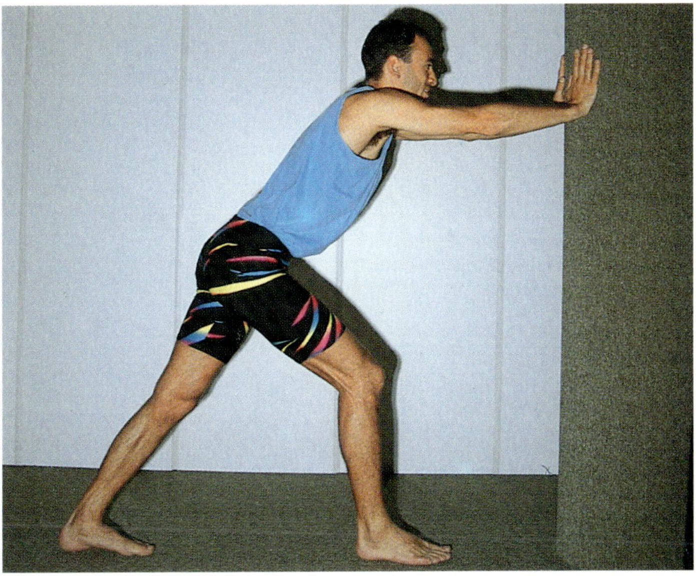

5

Übung 1

Dehnung der Wadenmuskulatur, besonders Zwillingswadenmuskel; Fuß steht gerade, ganzflächig und weit genug nach hinten gesetzt bei gestrecktem Knie; Spannung wird durch Beckenbewegung reguliert; Technik: passives statisches Stretching/aktives statisches Stretching/Anspannungs-Entspannungs-Stretching

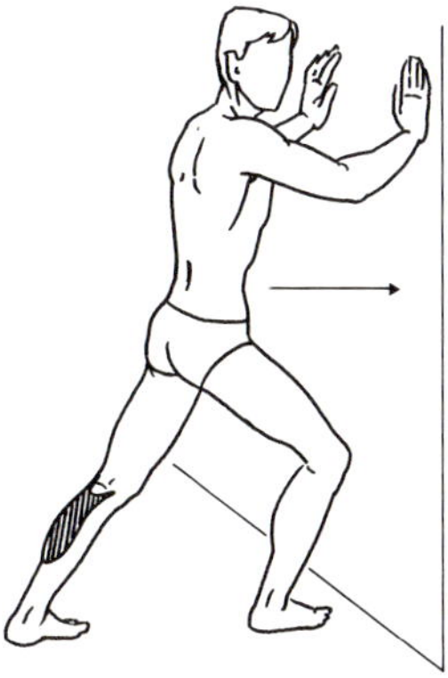

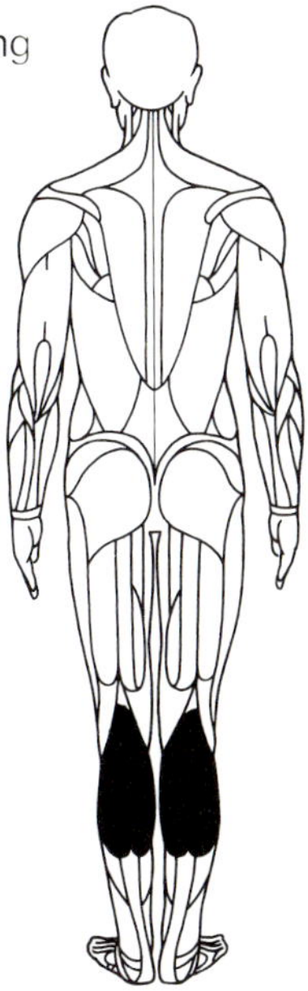

Übung 2

Dehnung des Schollenmuskels und der Achillessehne; Fuß steht gerade und ganzflächig; dann Hüfte und Knie beugen; Technik: passives statisches Stretching/aktives statisches Stretching

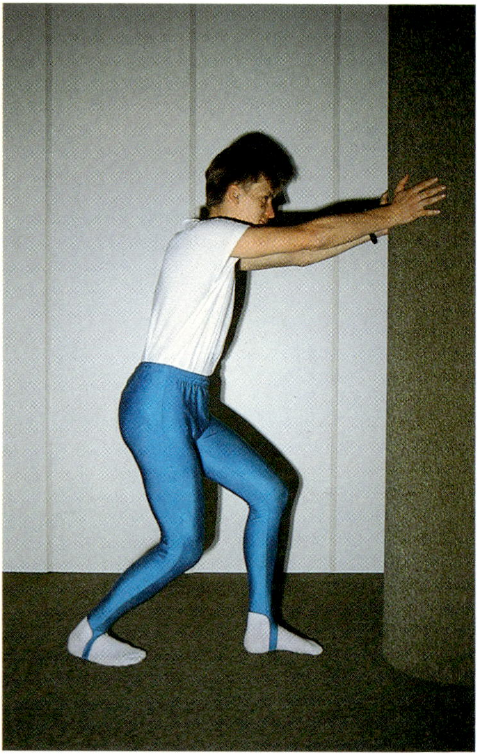

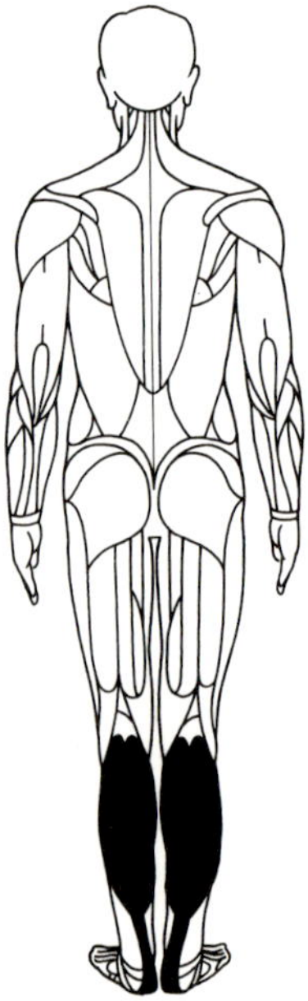

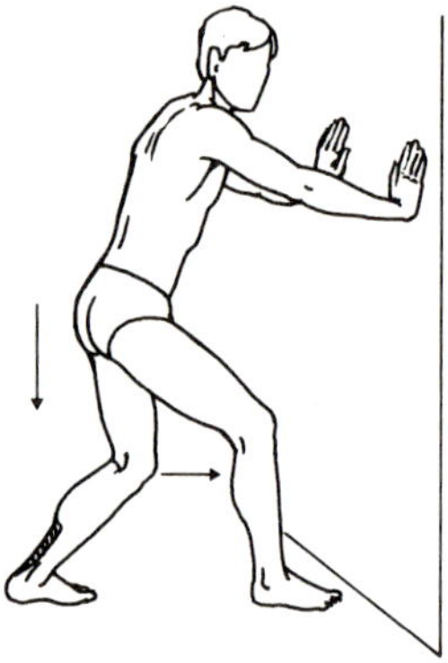

Übung 3

Spezielle Dehnung der Achillessehne und der Wadenmuskulatur an Treppenstufe; Technik: passives statisches Stretching

Übung 4

Dehnung des vorderen Schienbeinmuskels, langer Zehenstrecker, langer Großzehenstrecker, geringfügig auch der kurze und lange Wadenbeinmuskel sowie der vierköpfige Kniegelenkstrecker (ausgenommen der zweigelenkige M. rectus femoris); bei aufrechtem Oberkörper auf den Fersen sitzen, Zehen gestreckt, Oberschenkel leicht gespreizt;
Technik: passives statisches Stretching

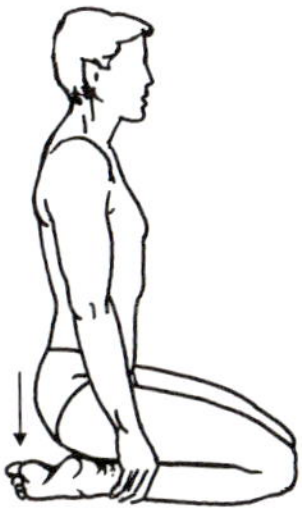

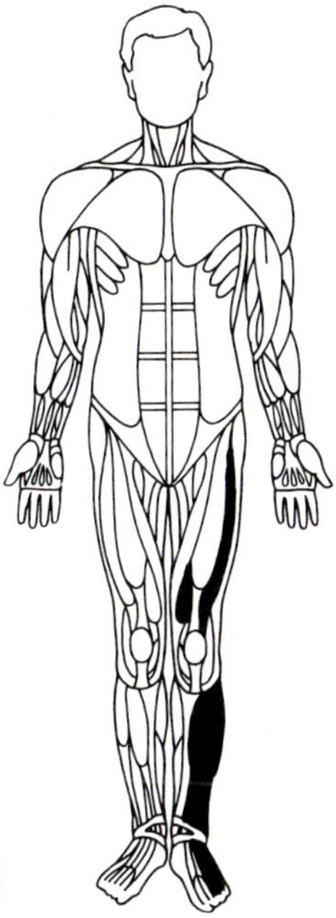

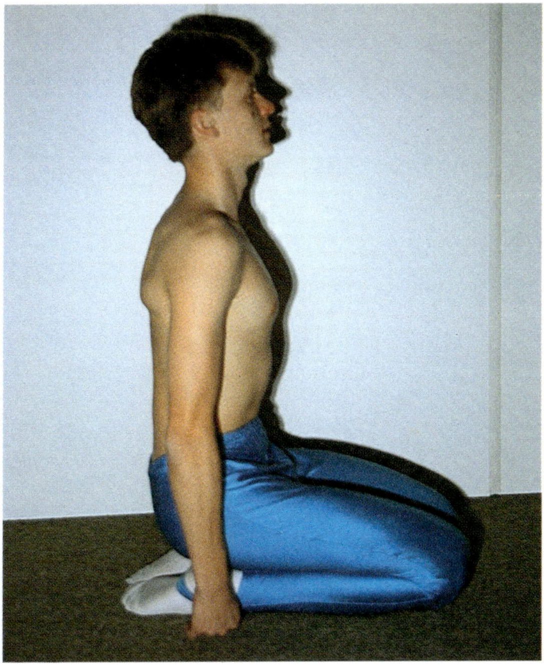

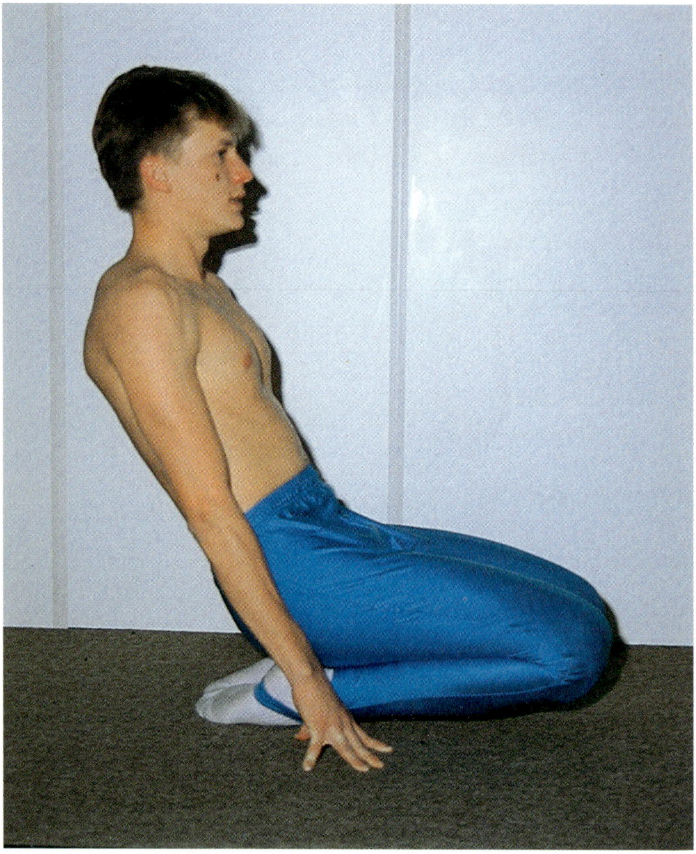

Übung 5

Dehnung derselben Muskeln wie bei Übung 4, nur verstärkt; Oberkörper gespannt nach hinten geneigt, bis beide Knie vom Boden etwas abheben, beide Hände geben Halt;
Technik: passives statisches Stretching (fünf bis zehn Sekunden)

Übung 6

Dehnung der gleichen Muskeln wie bei Übung 4 und 5, nur verstärkt (**für Fortgeschrittene**);
ruhig auf dem Rücken liegen bei entspannter Atmung;
Technik: passives statisches Stretching

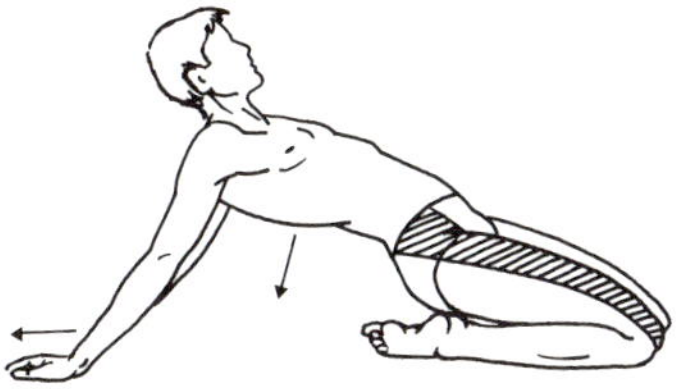

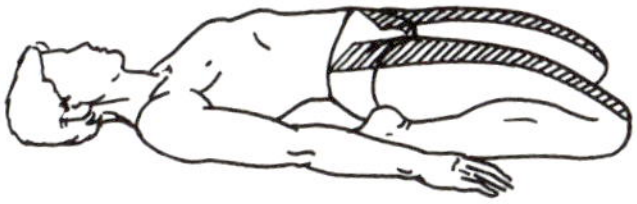

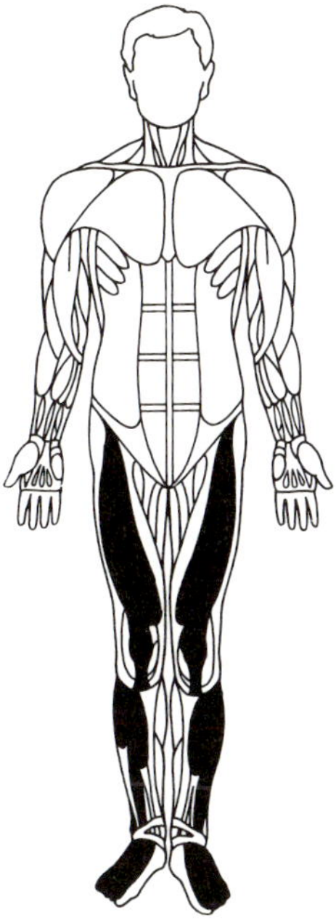

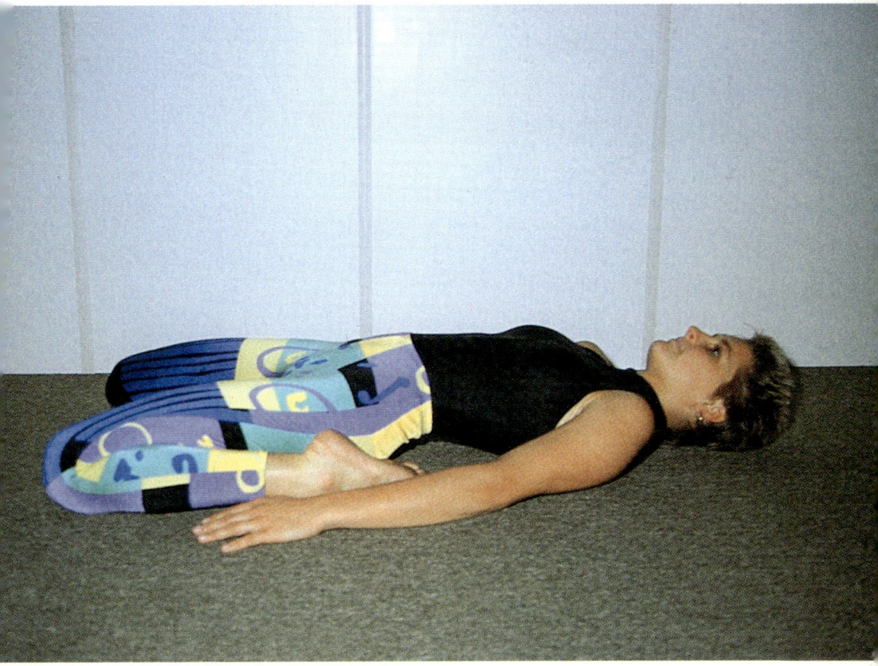

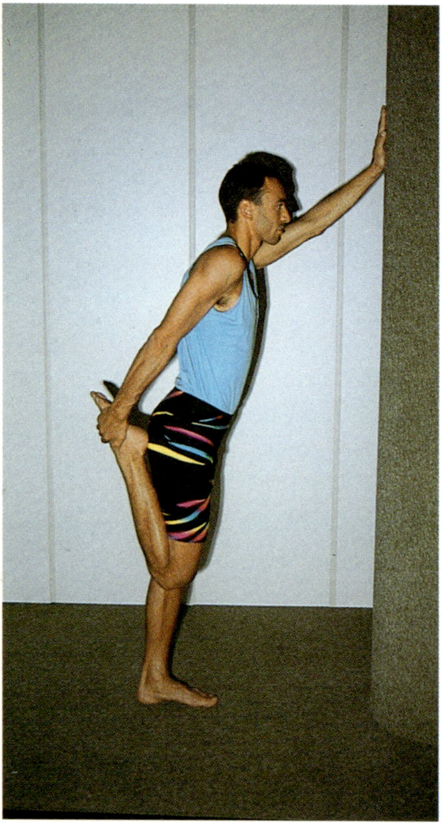

Übung 7

Dehnung derselben Muskulatur wie bei Übung 4 und 5 an einem Bein; entspannt mit gutem Halt aufrecht stehen, Ferse gegen Gesäß drücken und Knie nach hinten bewegen (**ohne Hohlkreuz**); Technik: passives statisches Stretching/aktives statisches Stretching/ Anspannungs-Entspannungs-Stretching

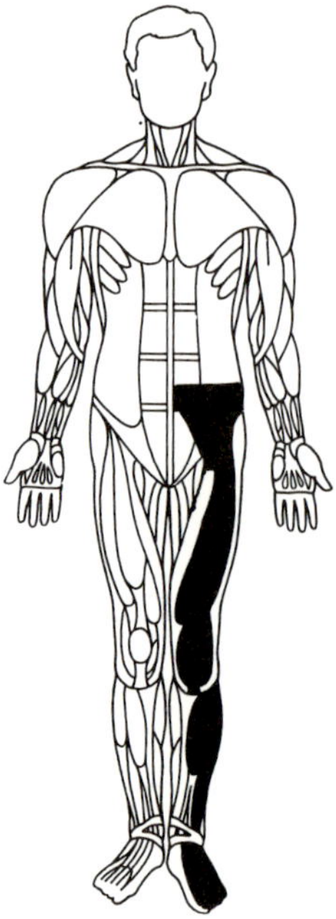

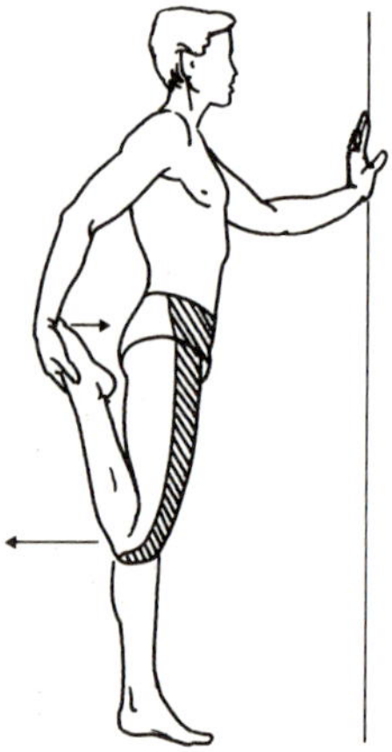

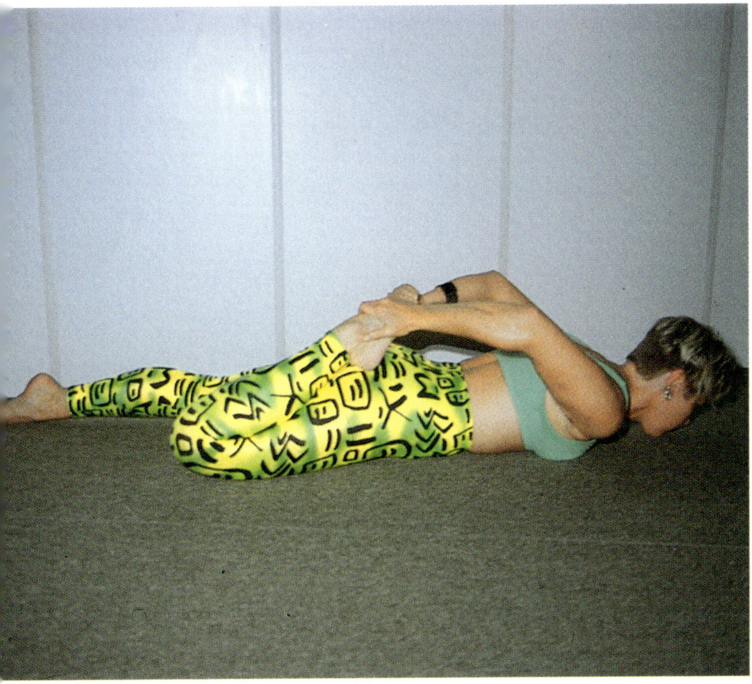

5

Übung 8

Dehnung des vierköpfigen Kniegelenkstreckers, des vorderen Schienbeinmuskels, des langen Zehenstreckers und des langen Großzehenstreckers;
in Bauchlage einen Fuß mit beiden Händen fest gegen das Gesäß drücken;
Technik: passives statisches Stretching/Anspannungs-Entspannungs-Stretching (etwas anstrengend)

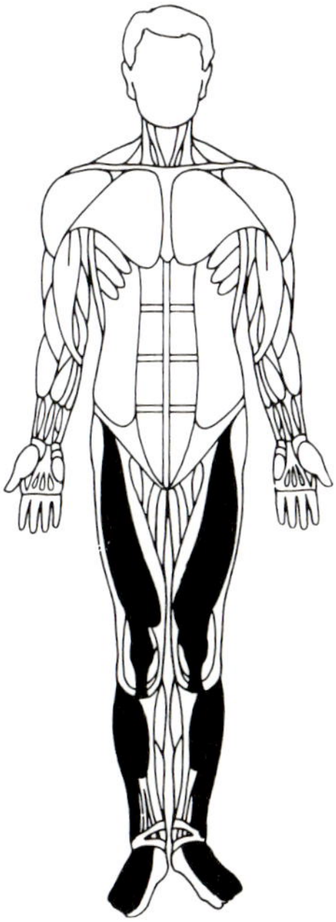

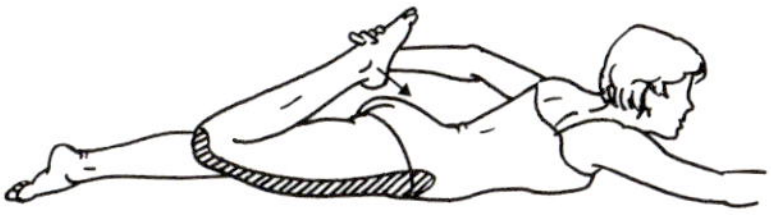

Übung 9

Dehnung der gleichen Muskeln wie bei Übung 8, nur beidseitig zugleich als Partnerübung;
entspannte Bauchlage des Partners, die nebeneinanderliegenden Beine mit flächiger Hand am Vorfuß zum Gesäß drücken;
Technik: passives statisches Stretching/ Anspannungs-Entspannungs-Stretching

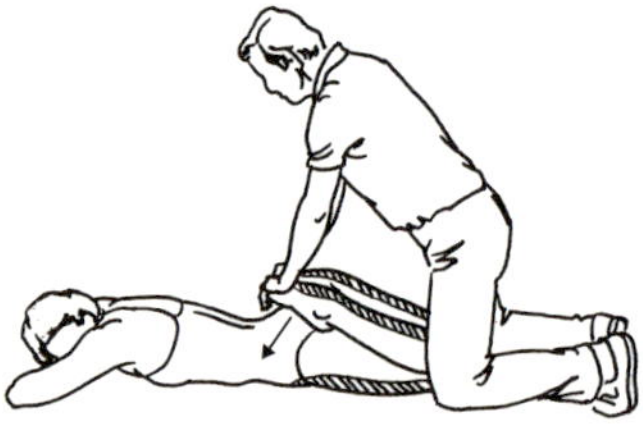

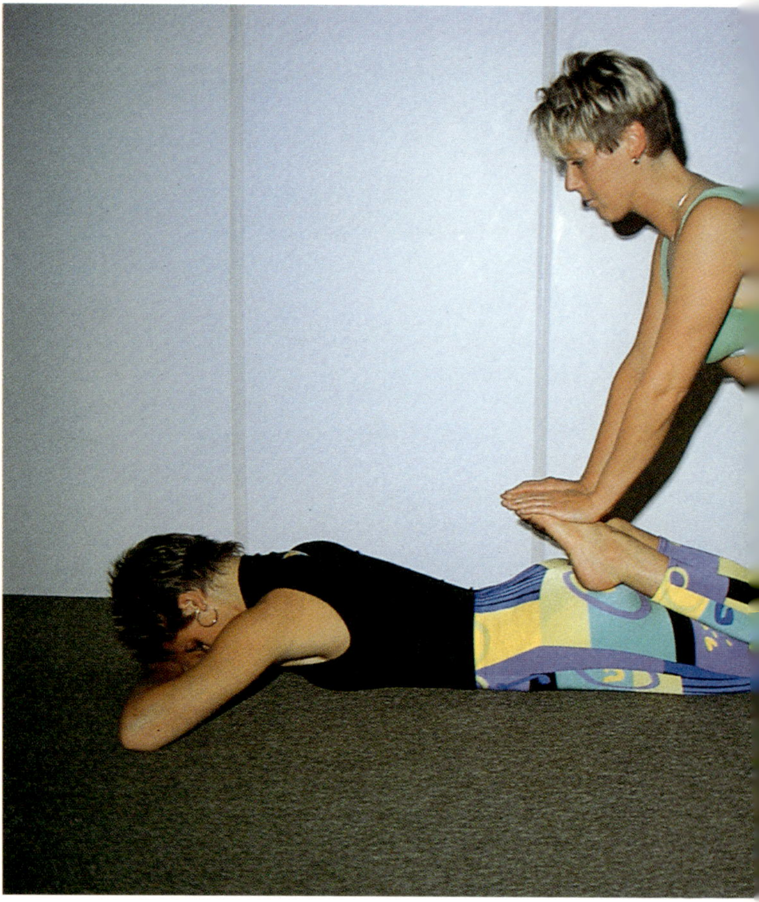

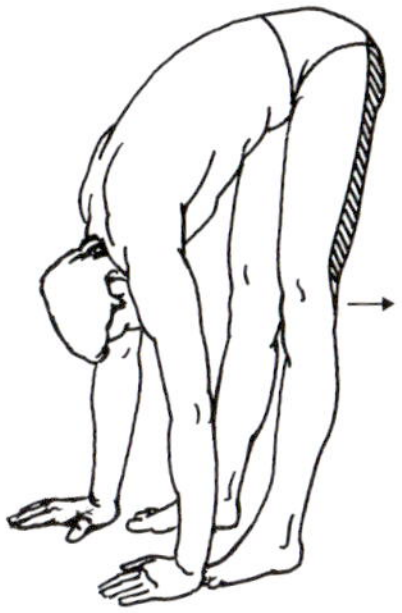

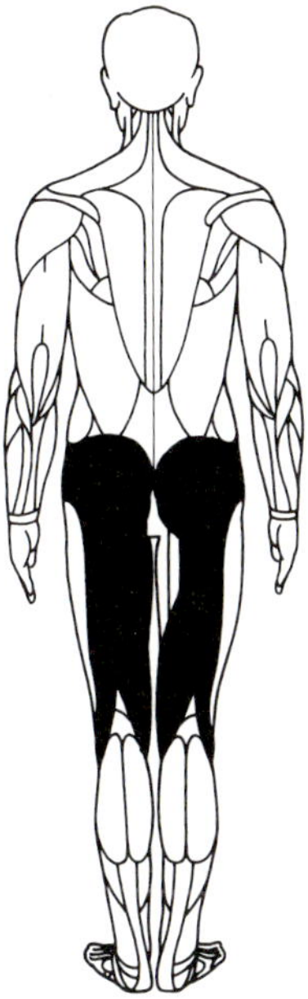

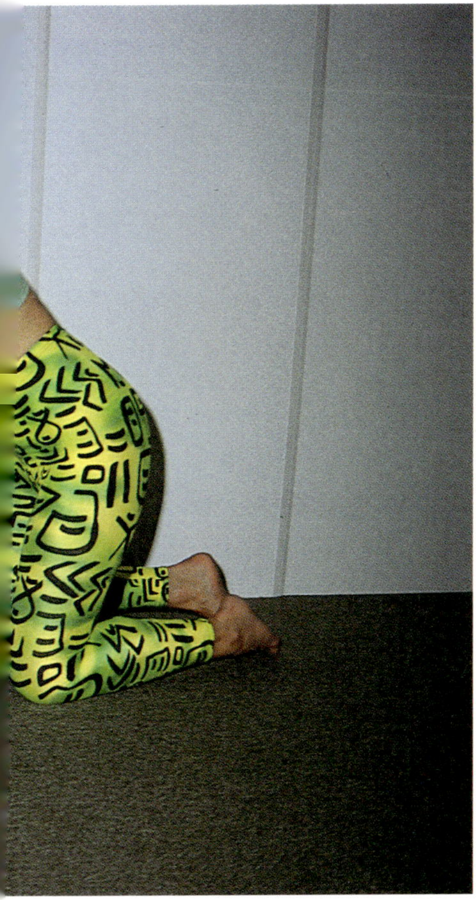

5

Übung 10, 11 und 12

Dehnung der Hüftstrecker und Kniegelenkbeuger;
nur geeignet für junge Sportler, wenn keine Neigung zu Lenden- und Kreuzschmerzen besteht;
Übungen problemlos, wenn maximale Hüftbeugung bei entspanntem Rücken möglich ist; auf ruhige Atmung achten;
Technik: passives statisches Stretching

Übung 13

Dehnung der Kniegelenkbeuger (**für Anfänger besonders geeignet**);
bei gestrecktem Kniegelenk beidhändig mit Handtuch dehnen, auf ruhige Atmung achten, das untere Bein bleibt gestreckt am Boden;
Technik: passives statisches Stretching/aktives statisches Stretching/Anspannungs-Entspannungs-Stretching

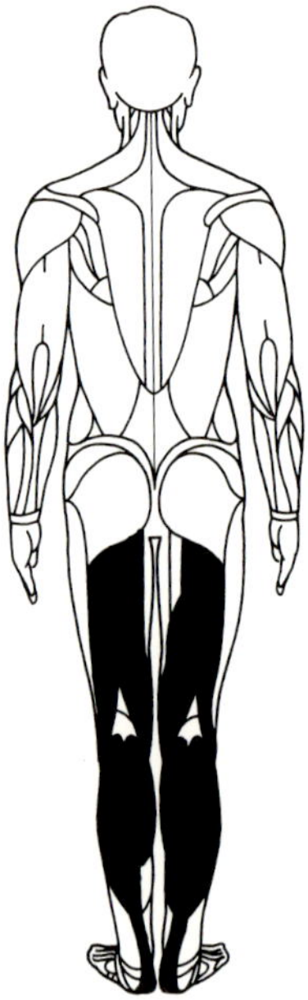

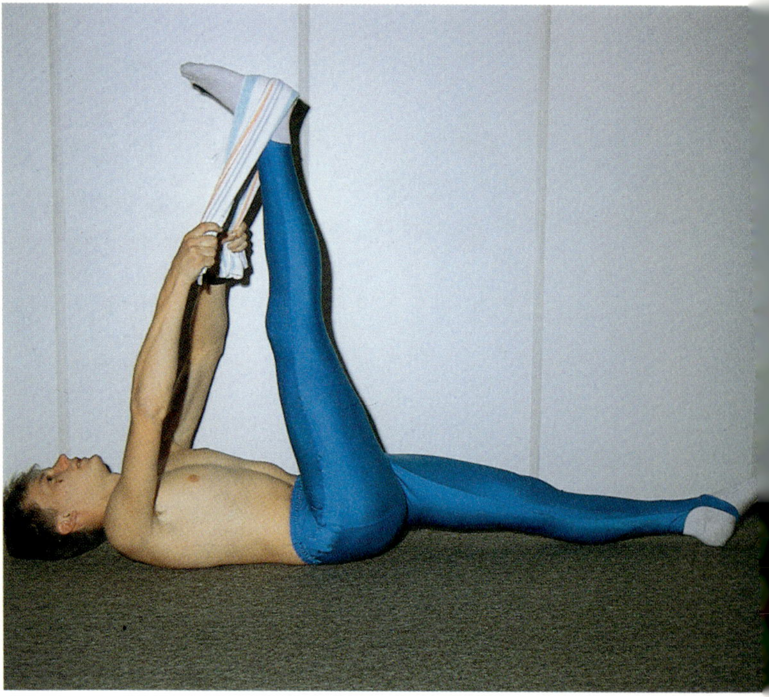

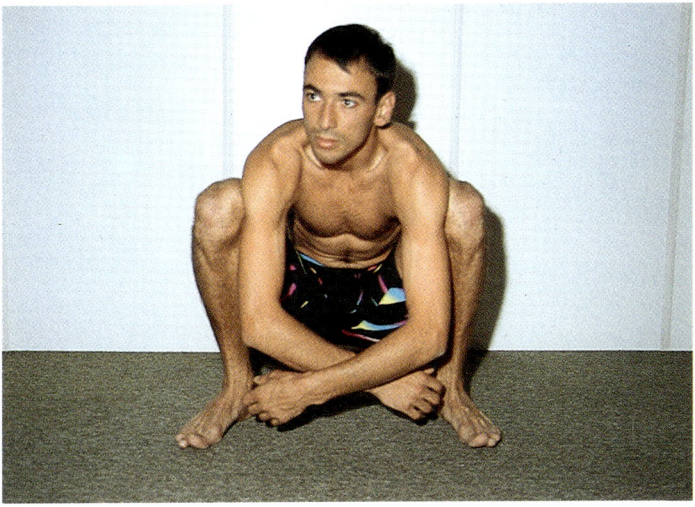

Übung 14

Dehnung der Adduktoren (leicht) und Gesäßmuskeln, teilweise Achillessehne sowie vorderer Kapselbandapparat am Kniegelenk; Füße parallel in Schulterbreite stellen, dann in Hocke gehen, daß Knie außerhalb der Oberarme sind, nun mit Oberarmen gegen die Knie drücken und den Rücken etwas aufrichten; auf ruhige Atmung achten;
Technik: passives statisches Stretching

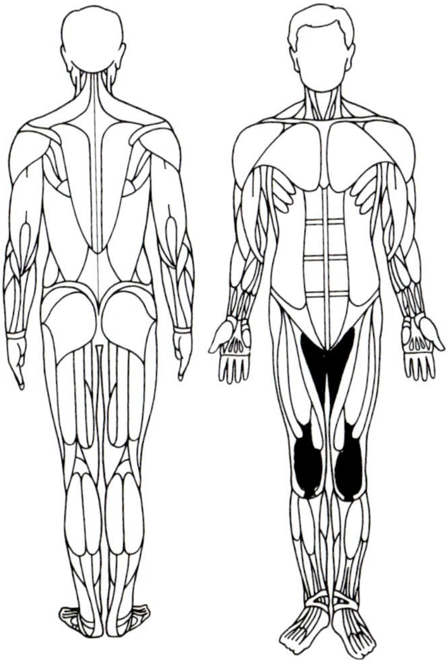

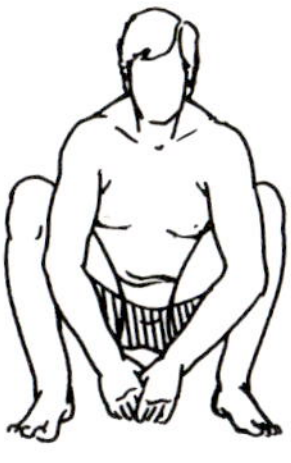

Übung 15

Test, ob der Hüftbeuger (rechts) verkürzt ist;
ein Bein gestreckt locker liegenlassen, das andere Bein gebeugt mit beiden Händen an den Oberkörper drücken; ist der (im Bild rechte) Hüftbeuger nicht verkürzt, bleibt das Bein gestreckt liegen; ist der rechte Hüftbeuger verkürzt, dann bewegt sich der (rechte) Oberschenkel des liegenden Beines nach oben; die gleiche Übung wird anschließend für den linken Hüftbeuger durchgeführt.

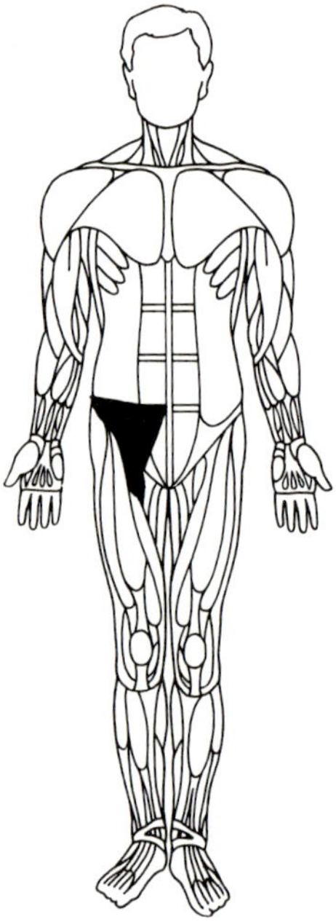

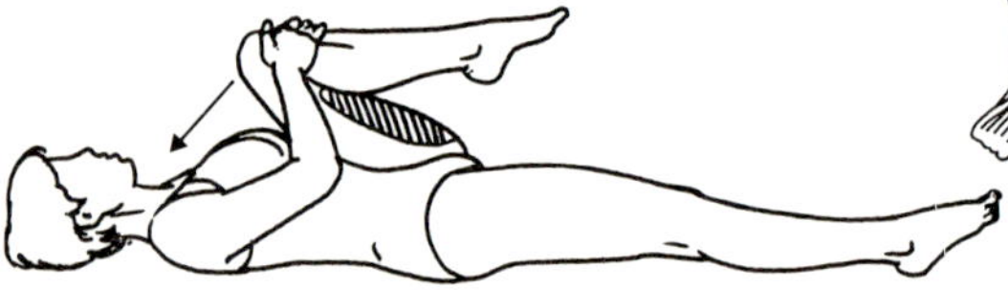

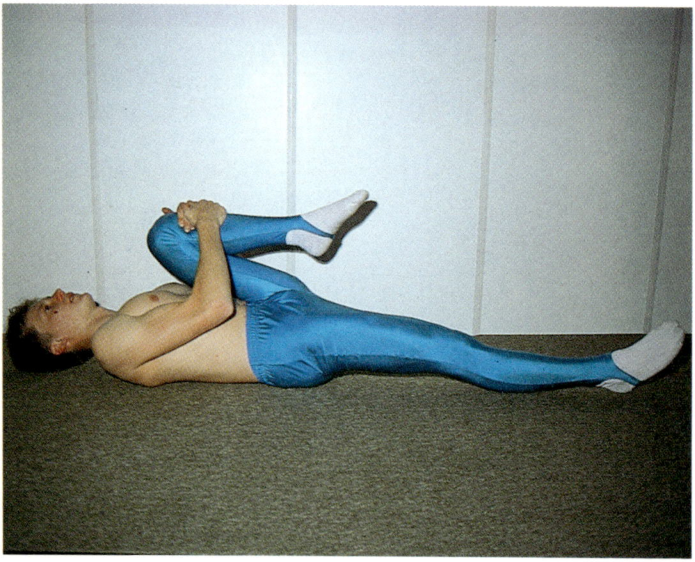

Übung 16

Dehnung des Hüftbeugers; bei aufgerichtetem Oberkörper Becken nach vorne schieben; beide Hände stützen sich am vorderen Bein ab; auf ruhige Atmung achten;
Technik: passives statisches Stretching/aktives statisches Stretching/Anspannungs-Entspannungs-Stretching

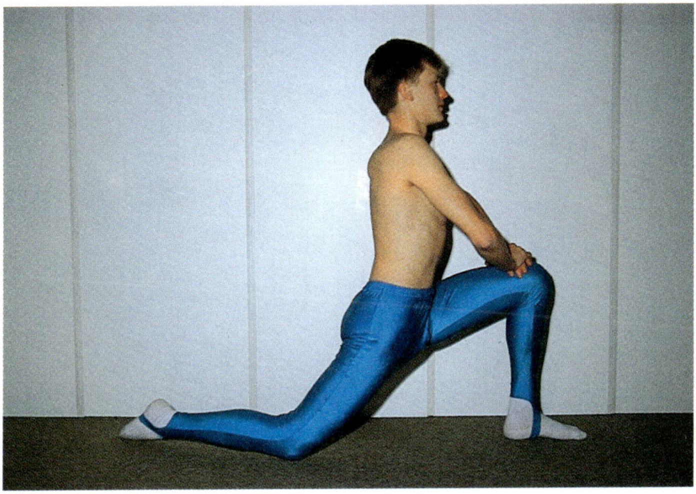

Übung 17

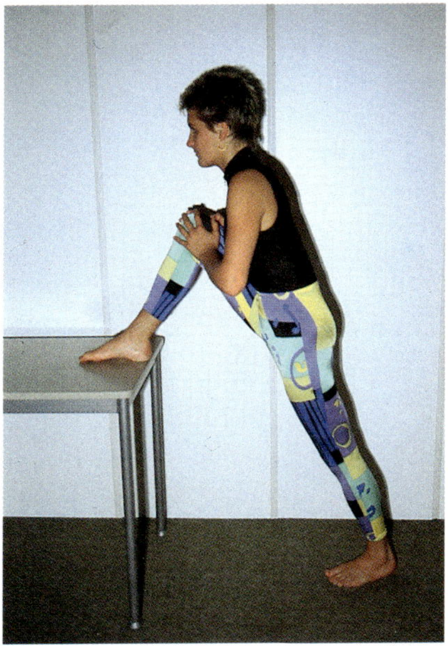

Dehnung des Hüftbeugers; das hintere Bein genügend weit abgesetzt, Fuß nach vorne gerichtet, das vordere Bein aufgesetzt (Tisch, Sprossenwand, Baumstumpf etc.); bei aufgerichtetem Oberkörper Becken nach vorn schieben;
Technik: passives statisches Stretching/aktives statisches Stretching

5

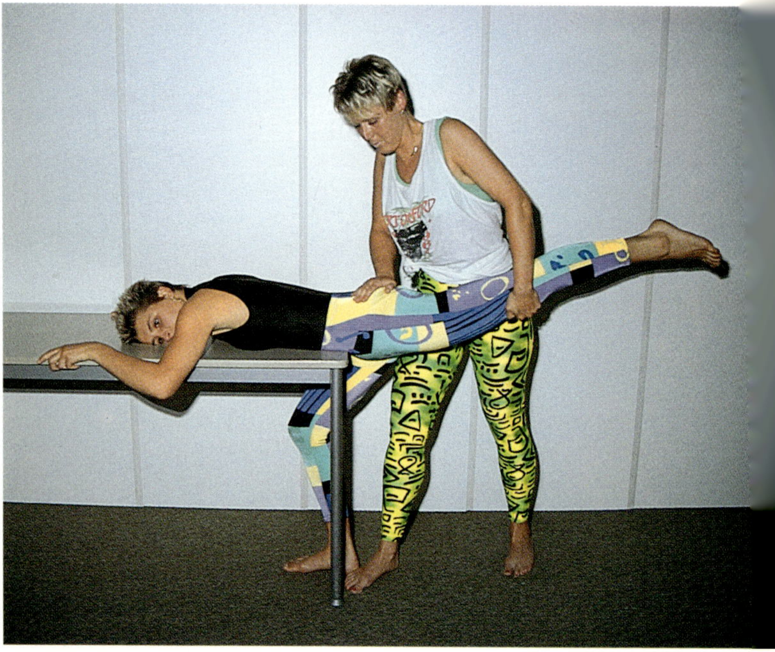

Übung 18

Optimale Dehnung des Hüftbeugers als Partnerübung; Bauchlage, ein Bein gebeugt am Boden fixiert, das andere Bein gestreckt nach oben ziehen; auf ruhige Atmung achten; Technik: passives statisches Stretching/aktives statisches Stretching/Anspannungs-Entspannungs-Stretching

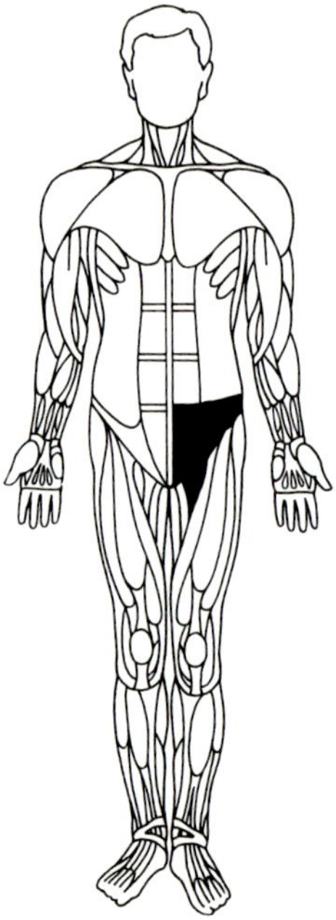

Übung 19

Dehnung (**nicht optimal**) des Hüftbeugers als Partnerübung; Bauchlage, Partner setzt sich auf **unteren Gesäßbereich** (Rücken zeigt zum Sportler) und zieht beidhändig ein gestrecktes Bein nach oben; **Hohlkreuz verhindern (!)**; Technik: passives statisches Stretching/ aktives statisches Stretching/Anspannungs-Entspannungs-Stretching

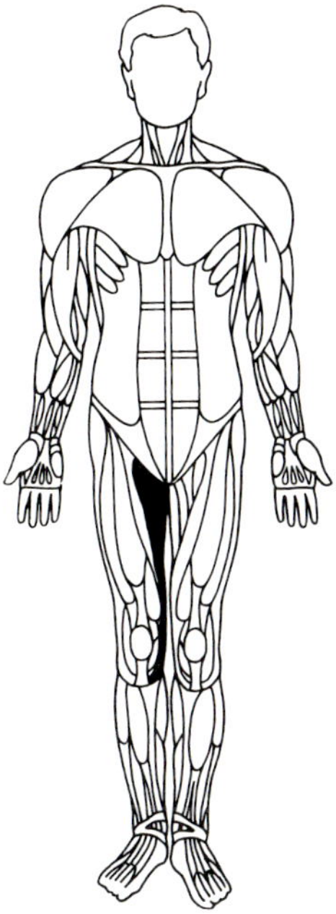

Übung 20

Einseitige Adduktorendehnung;
ein Bein nach oben abstützen, das andere Bein bei aufgerichtetem Oberkörper beugen;
Hände stützen sich am Oberschenkel ab;
Technik: passives statisches Stretching

5

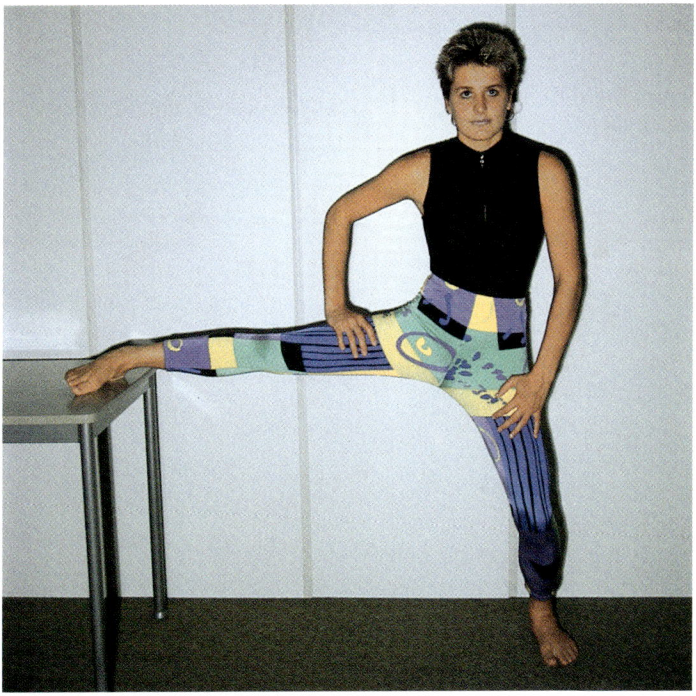

Übung 21

Adduktorendehnung (ohne M. gracilis);
Rückenlage, stark gebeugte Kniegelenke nach außen fallen lassen, Fußsohlen berühren sich, Fersen so dicht wie möglich anziehen, Eigengewicht der Beine wirken lassen (leichte Dehnung 30 oder mehr Sek.);
Technik: passives statisches Stretching/aktives statisches Stretching

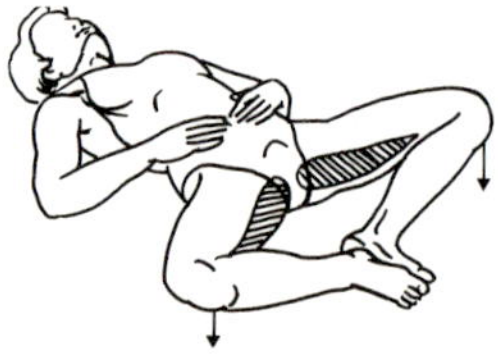

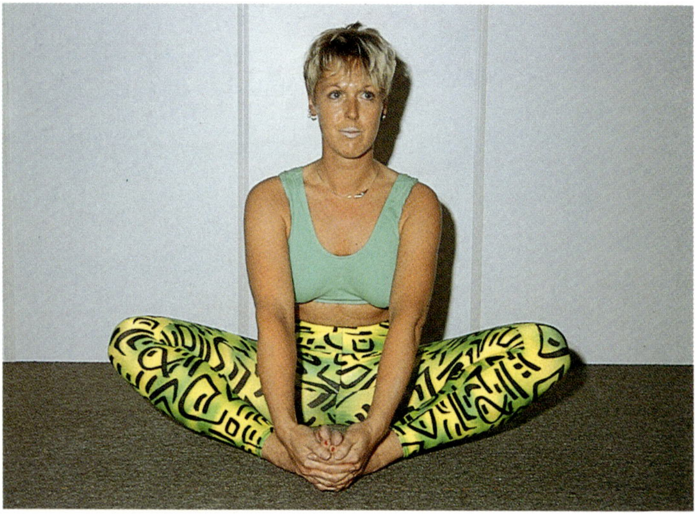

Übung 22

Adduktorendehnung (**leichter Effekt**);
aufrecht sitzen, beide Füße ganz dicht an den Körper führen und mit den Händen halten, Knie entspannt fallen lassen und nach unten drücken, ruhig atmen;
durch Beckenkippung nach vorne und Oberkörperneigung wird Dehnung verstärkt;
Technik: passives statisches Stretching/aktives statisches Stretching

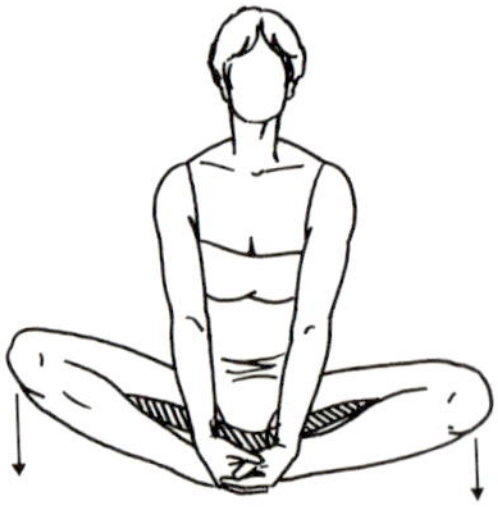

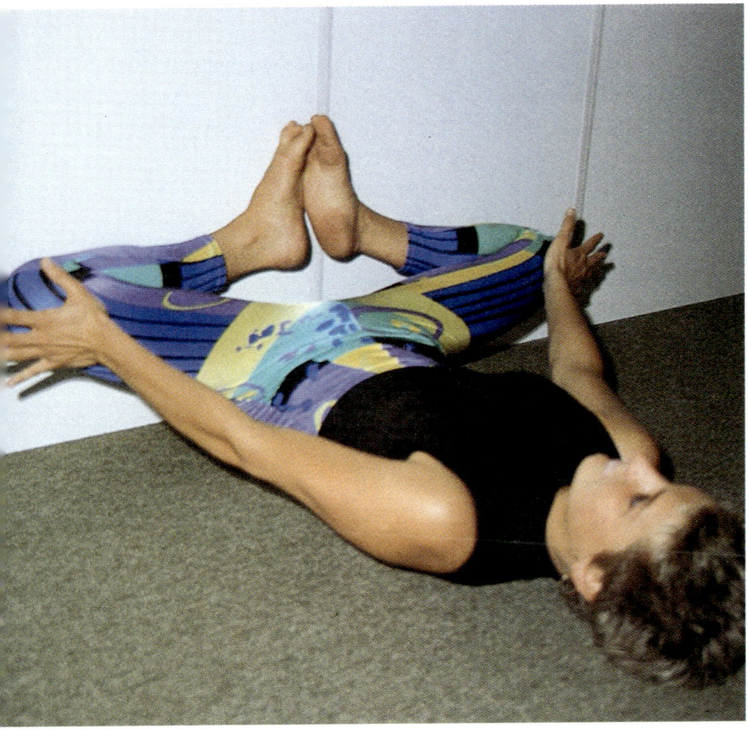

5

Übung 23

Verstärkte Adduktorendehnung gegen die Wand; Rückenlage – Gesäß berührt die Wand, Füße so dicht wie möglich in Gesäßnähe führen; mit beiden Händen gegen Knie drücken, auf ruhige Atmung achten; Technik: passives statisches Stretching/ aktives statisches Stretching/Anspannungs-Entspannungs-Stretching

Übung 24 und 25

Für Fortgeschrittene: Einfache und verstärkte Adduktorendehnung; entspannte Ausgangslage, dann Becken nach vorn kippen bei gestrecktem Oberkörper; mit Händen oder Unterarmen aufstützen; auf ruhige Atmung achten;
Technik: passives statisches Stretching

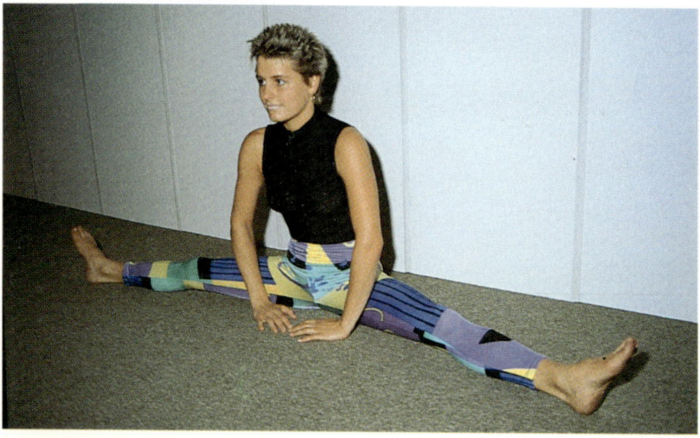

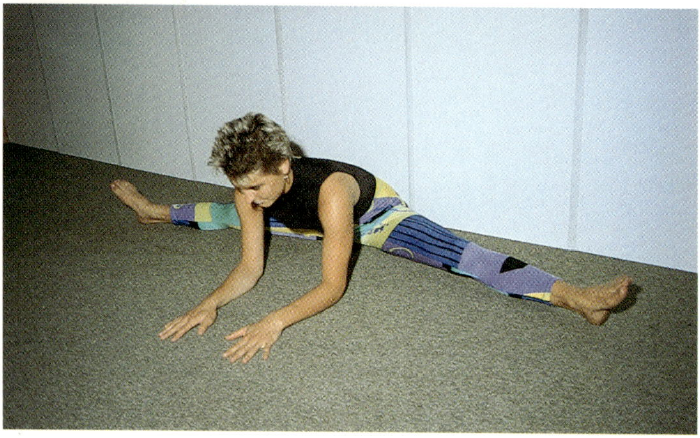

Übung 26 und 27

Dehnung der Adduktoren (beidseitig), des linken Kniegelenkstreckers und des rechten Kniegelenkbeugers (Hürdensitz); zunächst Ausgangslage einnehmen mit einem gestreckten Bein (bei senkrecht gestelltem Fuß), dann das andere Bein im Kniegelenk beugen und Fuß neben das Gesäß setzen; das Stretchen kann bereits in dieser Position beginnen (26); durch Beckenkippung nach vorn wird die Dehnung verstärkt; mit zunehmender Flexibilität Becken nach vorn kippen und gestreckten Oberkörper zum gestreckten Bein beugen, während die Hände den Zug verstärken; auf ruhige Atmung achten; der vergleichbare Übungsaufbau ist zum gebeugten Bein hin ebenfalls möglich; **diese Übungen nicht wählen, wenn Kreuz- und/oder Kniebeschwerden bestehen**; Technik: passives statisches Stretching/ aktives statisches Stretching

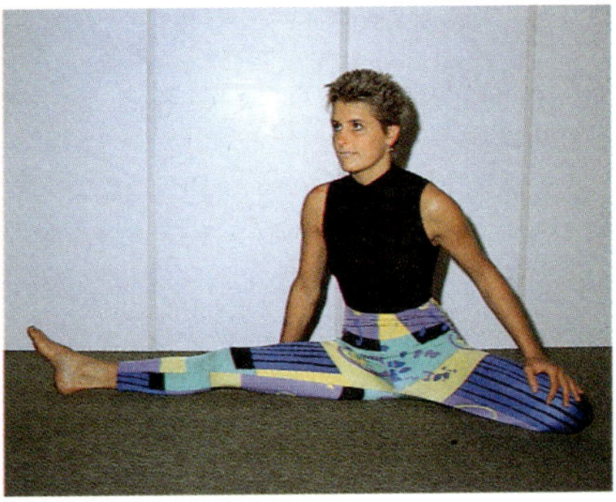

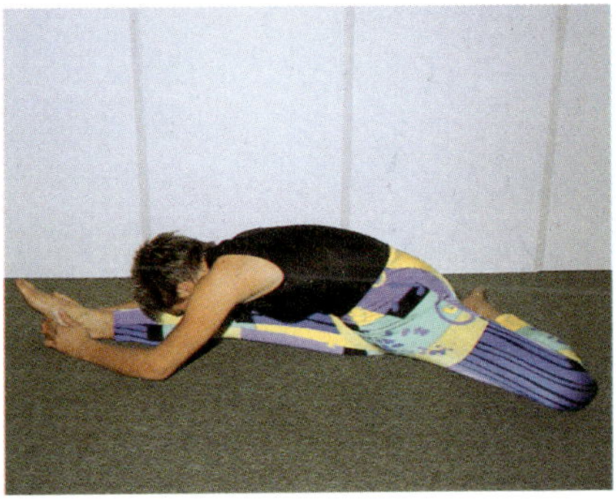

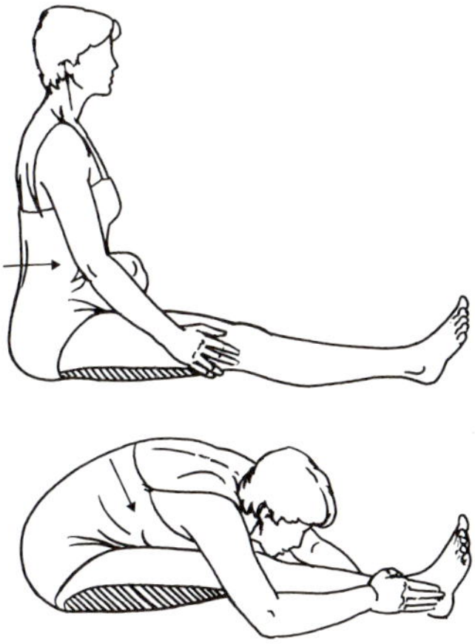

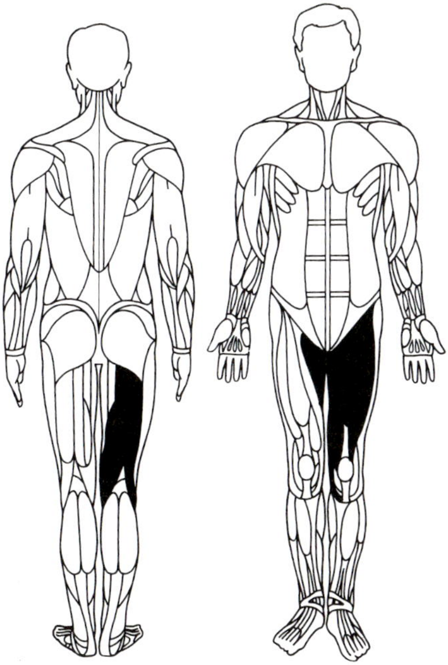

Übung 28

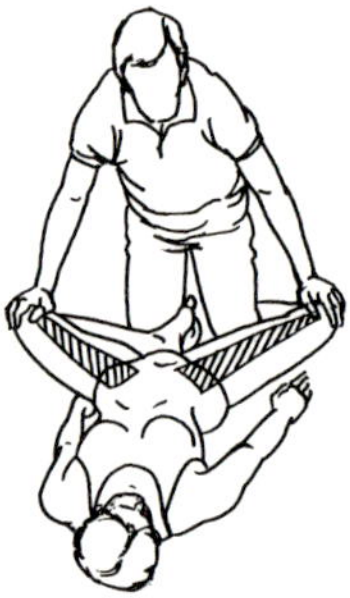

Einseitige Adduktorendehnung als Partnerübung; entspannte Rückenlage; Partner fixiert mit einer Hand ein Bein und führt mit der anderen Hand das zweite Bein möglichst in Bodennähe in die Abspreizung; auf ruhige Atmung achten;
Technik: passives statisches Stretching/ aktives statisches Stretching

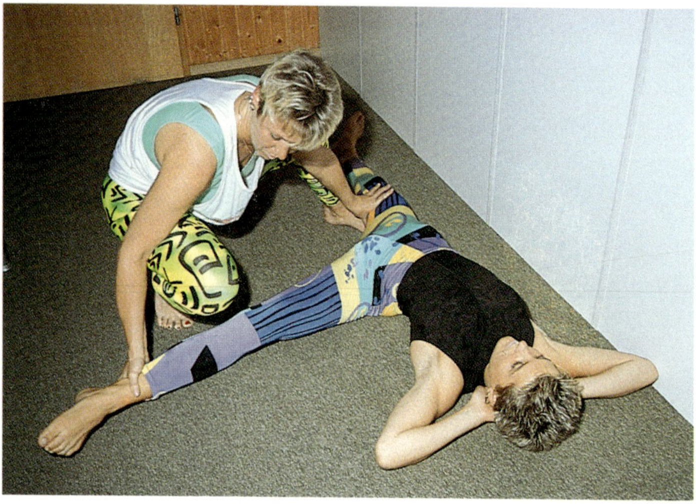

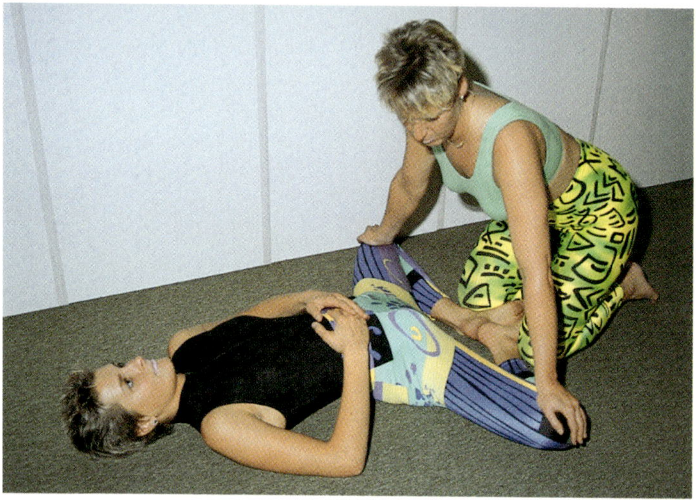

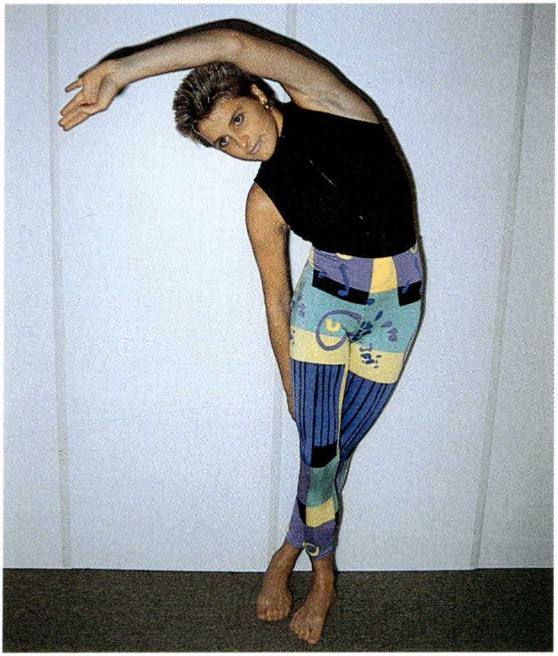

Übung 29

Dehnung der Abduktoren (Beinabspreizer, Schenkelbindenspanner) sowie seitliche Rumpfmuskulatur; das Bein der zu dehnenden Muskeln hinter dem anderen Bein kreuzen (für guten Stand sorgen); Oberkörper zur Seite beugen mit hochgestrecktem Arm; Hüfte zur gedehnten Seite schieben; Technik: passives statisches Stretching

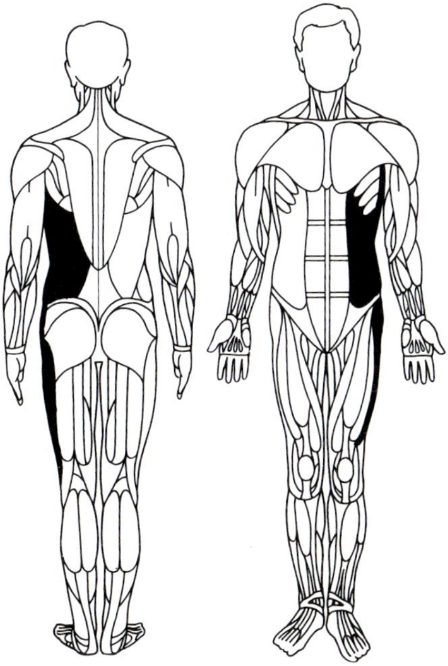

5

Übung 30

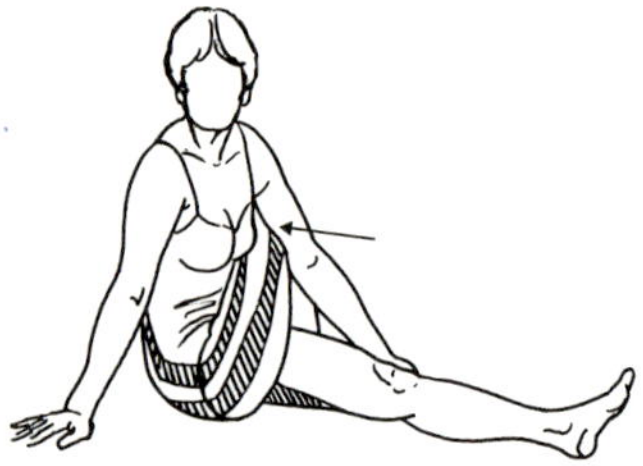

Dehnung der Gesäßmuskeln, des Kniegelenkstreckers (teilweise) und des Schenkelbindenspanners (etwas); zuerst mit gestrecktem Bein bequem sitzen, dann ein Bein beugen und den Fuß außerhalb des anderen Beines auf den Boden stellen, nun mit dem Oberarm gegen das gebeugte Knie drücken, während sich die Hand am Boden abstützt; **auf ruhige Atmung und aufgerichtete Wirbelsäule achten**;
Technik: passives statisches Stretching

Übung 30a

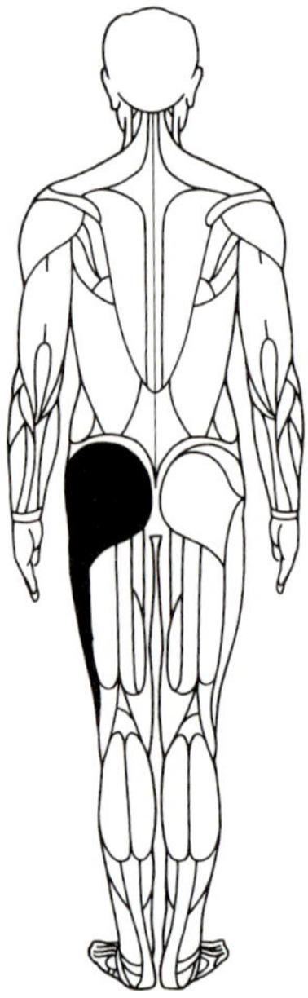

Dehnung der Gesäßmuskeln und der Adduktoren sowie der Innenrotatoren der Hüfte;
zuerst bequem sitzen mit gestreckten Beinen und angelehntem Rücken, dann wird das eine Bein gebeugt und dessen Unterschenkel an den Oberkörper gedrückt; nun schieben die Hände das Bein in weitere Abspreizung; auf ruhige Atmung und aufrechte Haltung achten;
Technik: passives statisches Stretching

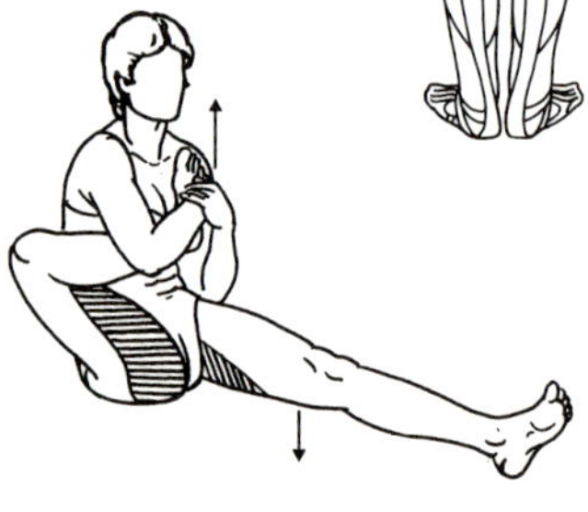

Übung 31

Dehnung der Gesäßmuskeln und der Hüftaußenrotatoren;
bequeme Rückenlage, ein Bein locker gestreckt, das zweite Bein rechtwinklig in Hüfte und Kniegelenk gebeugt über das andere Bein legen, während die Schultern liegen bleiben, dann mit einer Hand das Knie weiter nach oben ziehen, auf ruhige Atmung achten;
Technik: passives statisches Stretching/ aktives statisches Stretching

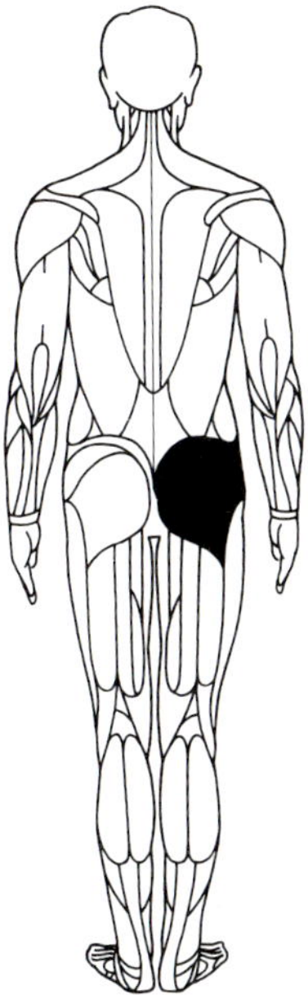

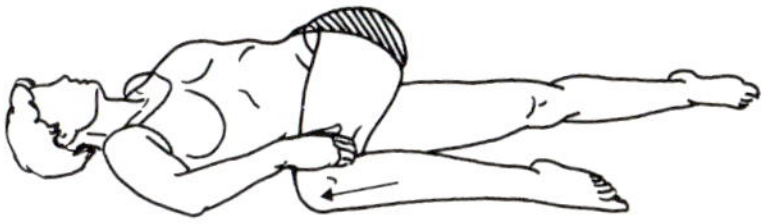

5

Übung 32

Schwere Dehnung der Adduktoren und der Kniebeuger – **für Fortgeschrittene**;
Ausgangslage wie Übung 24, dann beide Hände zu den Füßen und Oberkörper auf das gestreckte Bein legen, keine Muskelanspannung in den Kniestreckern (Kniescheibe nicht anspannen), Gesicht nach vorne, später zum Boden gerichtet, auf ruhige Atmung und Entspannung achten; anschließend die gleiche Übung auf der anderen Seite;
Technik: passives statisches Stretching

Kapitel 6 Übungsprogramm für die Arme

Die nachfolgenden Stretchübungen für die Arme sind so gegliedert, daß alle wichtigen Muskelgruppen berücksichtigt und gedehnt werden können. Wegen der erhöhten natürlichen Mobilität des Schultergürtels und der Arme ist darauf zu achten, daß Ausweichbewegungen verhindert werden.

---

1 Oberarmspeichenmuskel m. brachioradialis
2 langer Speichenhandstrecker m. extensor carpi radialis longus
3 gemeinschaftlicher Fingerstrecker m. extensor digitorum
4 Ellenhandstrecker m. extensor carpi ulnaris
5 langer Daumenabzieher m. abductor pollicis longus
6 Kapuzenmuskel m. trapezius
7 Deltamuskel m. deltoideus
8 großer Brustmuskel m. pectoralis major
9 zweiköpfiger Armbeuger m. biceps brachii
10 dreiköpfiger Armstrecker m. triceps brachii
11 innerer Armbeuger m. brachialis
12 großer Rundmuskel m. teres major
13 kleiner Rundmuskel m. teres minor
14 Untergrätenmuskel m. infraspinatus
15 breiter Rückenmuskel m. latissimus dorsi
16 Rautenmuskel m. rhomboideus
17 vorderer Sägemuskel m. serratus anterior
18 gerader Bauchmuskel m. rectus abdominis
19 äußerer schräger Bauchmuskel m. abliquus externus abdominis
20 mittlerer Gesäßmuskel m. gluteus medius
21 großer Gesäßmuskel m. gluteus maximus
22 Spanner der Schenkelbinde m. tensor fasciae latae
23 zweiköpfiger Schenkelbeuger m. biceps femoris
24 Halbsehnenmuskel m. semidentinosus
25 Plattsehnenmuskel m. semimembranosus
26 großer Schenkelanzieher m. adductor magnus
27 schlanker Muskel m. gracilis
28 Lendendarmbeinmuskel m. iliopsoas (nur teilw. sichtbar, links neben 30)
29 langer Schenkelanzieher m. adductor longus
30 Kammuskel m. pectineus
31 vierköpfiger Schenkelstrecker m. quadriceps femoris

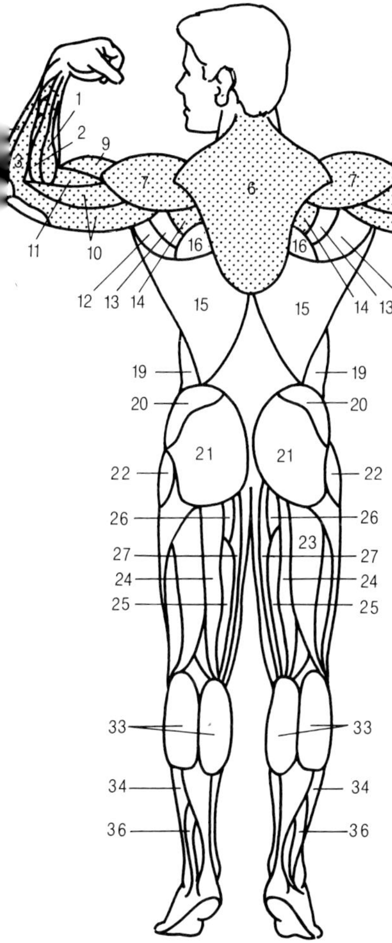

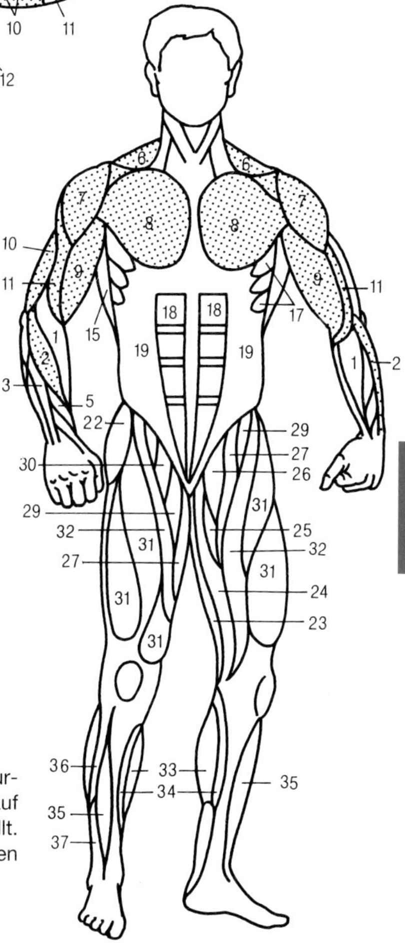

Aus Gründen der Übersichtlichkeit wurden tieferliegende Muskelgruppen auf diesen Zeichnungen nicht dargestellt. Diese Muskeln werden jedoch bei den einzelnen Übungen grafisch gezeigt.

32 Schneidermuskel m. sartorius
33 Zwillingswadenmuskel m. gastrocnemius
34 Schollenmuskel m. soleus
35 vorderer Schienbeinmuskel m. tibialis anterior
36 langer Wadenbeinmuskel m. peroneus longus
37 langer Zehenstrecker m. extensor digitorum longus

Die nachfolgenden Übungen beziehen sich auf folgende Muskelgruppen:

- Handgelenk- und Fingerbeuger – oberflächlicher Fingerbeuger *(M. flexor digitorum superficialis)*, tiefer Fingerbeuger *(M. flexor digitorum profundus)*, radialer Handbeugemuskel *(M. flexor carpi radialis)*,
- Handgelenk- und Fingerstrecker – Fingerstrecker *(M. extensor digitorum)*, langer radialer Handstrecker *(M. extensor carpi radialis longus)*, kurzer radialer Handstrecker *(M. extensor carpi radialis brevis)*,
- Ellbogenbeuger – zweiköpfiger Armmuskel *(M. biceps brachii)*,
- Ellbogenstrecker – Armstrecker *(M. triceps brachii)*,
- Brustmuskulatur – großer Brustmuskel *(M. pectoralis major)*,
- Schultergürtel und Schulterblattmuskulatur – Kapuzenmuskel *(M. trapezius)*, großer und kleiner Rautenmuskel *(M. rhomboideus major* und *minor)*, Schulterblattheber *(M. levator scapulae)*, Obergrätenmuskel *(M. supraspinatus)*, Untergrätenmuskel *(M. infraspinatus)*, breiter Rückenmuskel *(M. latissimus dorsi)*, Deltamuskel *(M. deltoideus)*.

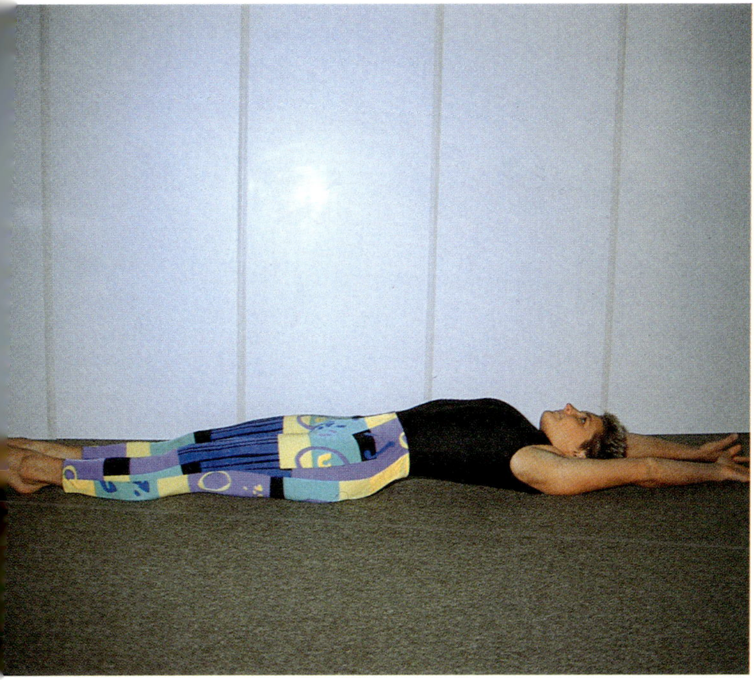

Übung 33

Gesamtdehnung; gestreckte Füße und Beine sowie Hände und Arme versuchen, voneinander wegzubewegen;
Technik: Mischung von passivem statischem Stretching und aktivem statischem Stretching

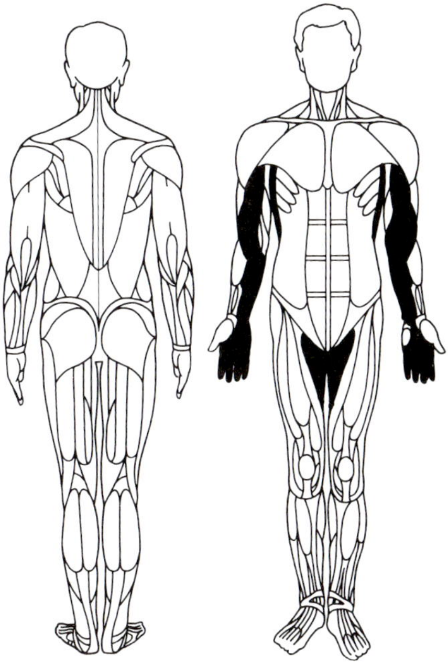

Übung 34

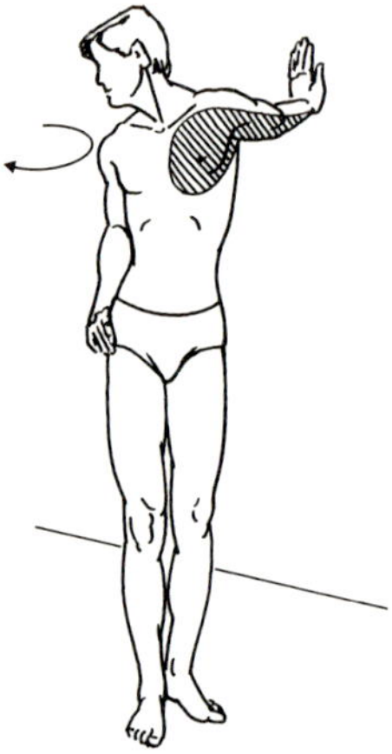

Dehnung des großen Brustmuskels sowie Ellenbogen- und Fingerbeuger;
Hand des gestreckten Armes hat vollen Kontakt mit der Wand, Säule, Sprossenwand etc., dann Oberkörper seitlich verdrehen, ruhig weiteratmen;
Technik: passives statisches Stretching/aktives statisches Stretching/Anspannungs-Entspannungs-Stretching

Übung 35

Dehnung des großen Brustmuskels; Hand und Unterarm haben vollen Kontakt mit der Wand, Ellenbogen im rechten Winkel, Oberkörper seitlich wegdrehen, ruhig atmen;
Technik: passives statisches Stretching/aktives statisches Stretching/Anspannungs-Entspannungs-Stretching

Übung 36

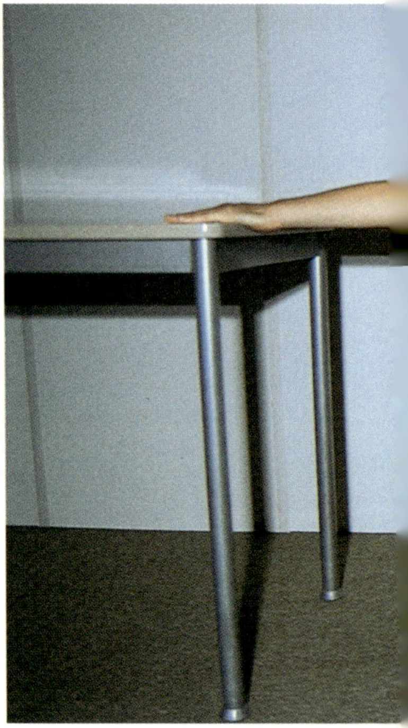

Dehnung des breiten Rückenmuskels, einiger kleiner Schultermuskeln und des großen Brustmuskels;
bei gespreizten gestreckten Beinen und rechtwinklig in der Hüfte gebeugtem Oberkörper die schulterbreit gestreckten Arme auf Tisch, Sprossenwand etc. legen; dann den Oberkörper bis zur gewünschten Dehnung nach unten drücken, ruhig weiteratmen;
Technik: passives statisches Stretching/Anspannungs-Entspannungs-Stretching

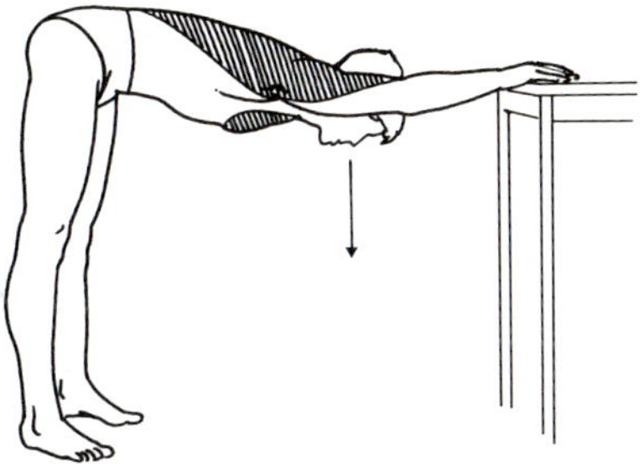

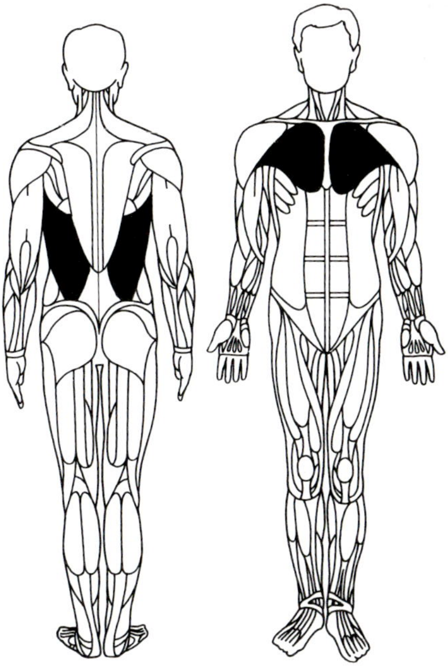

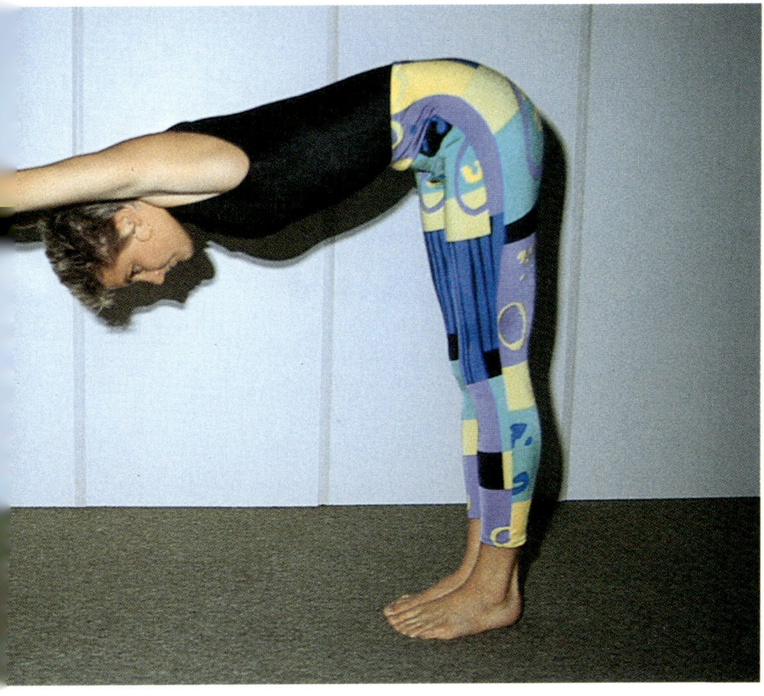

Übung 37

Dehnung der Brustmuskeln und des breiten Rückenmuskels; entspannte Bauchlage, übereinandergelegte Hände entweder unter der Stirn oder im Nacken; Partner zieht an den Oberarmen nach oben hinten (Technik: s. Übung 36)

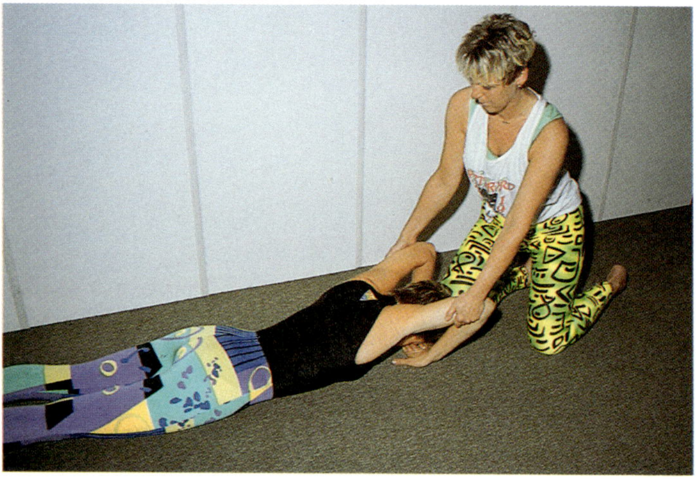

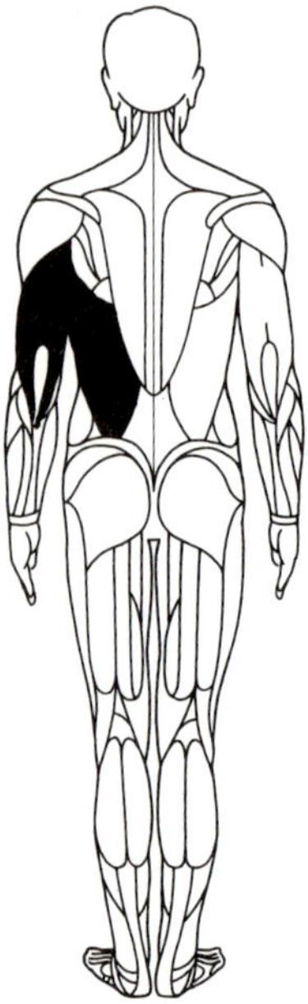

Übung 38

Dehnung des großen Brustmuskels, des breiten Rückenmuskels und des Ellbogenstreckers (leicht); mit Handfläche zum Schulterblatt fassen, danach zieht die andere Hand den Ellbogen hinter dem Kopf zu sich;
Technik: passives statisches Stretching/ Anspannungs-Entspannungs-Stretching

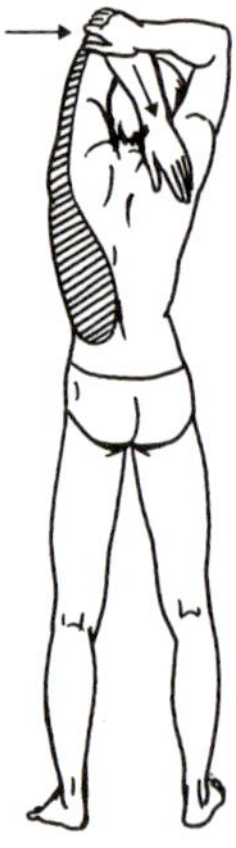

Übung 39

Gleichzeitiges seitliches Rumpfbeugen bewirkt verstärkte Dehnung der Übung 38

Übung 40

Dehnung des großen Brustmuskels als Partnerübung; der Partner fixiert mit der Hand das Schulterblatt von hinten und zieht den nach oben gestreckten Arm nach hinten, auf Ausweichbewegungen des Rumpfes und auf ruhige Atmung achten; Technik: passives statisches Stretching/ Anspannungs-Entspannungs-Stretching

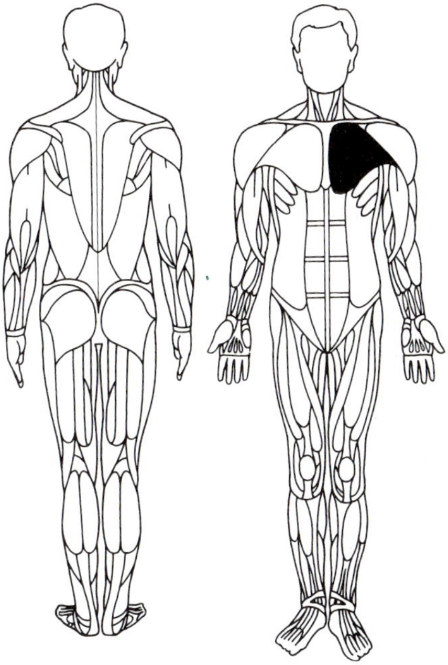

6

Übung 41

Dehnung des großen Brustmuskels (leicht), des breiten Rückenmuskels, einiger Schulterrotatoren sowie seitliche Nackenmuskulatur;
Oberkörper aufrecht, Beine im Schneidersitz oder gestreckt; Partner stützt mit einem Bein den Rücken; eine Hand drückt den Kopf (**vorsichtig**) zur Seite, während die andere Hand den Ellbogen hinter dem Kopf zur entgegengesetzten Seite schiebt;
Technik: passives statisches Stretching/Anspannungs-Entspannungs-Stretching

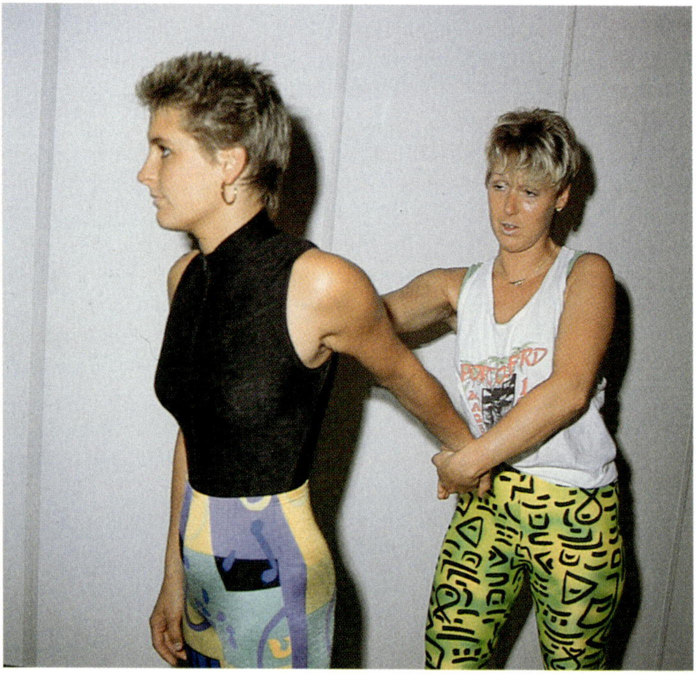

Übung 42

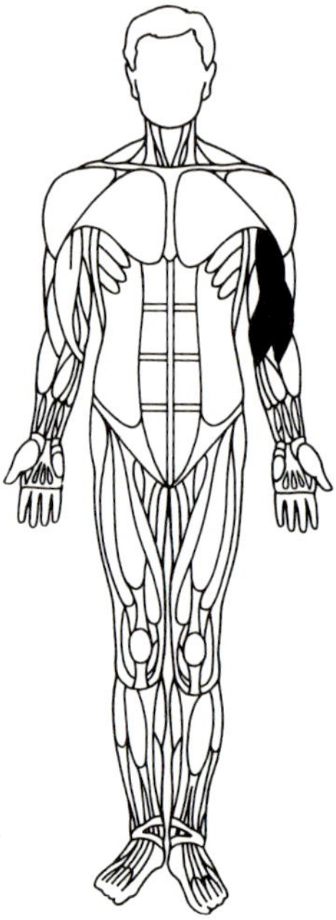

Gezielte Dehnung der Ellbogenbeuger (besonders des M. biceps brachii);
der Partner fixiert mit der einen Hand das Schulterblatt, während er mit der anderen Hand den gestreckten Arm des Übenden nach hinten führt, auf ruhige Atmung achten;
Technik: passives statisches Stretching/aktives statisches Stretching/Anspannungs-Entspannungs-Stretching

Übung 43

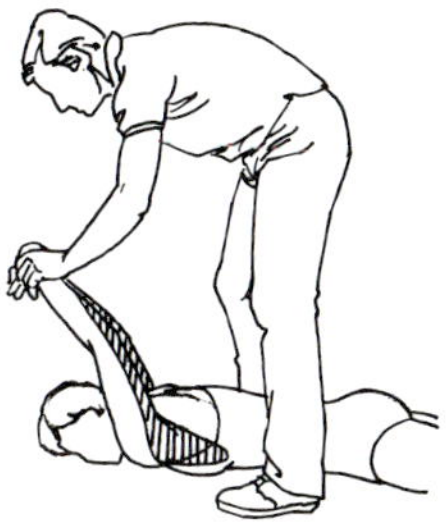

Dehnung der großen Brustmuskeln, der Ellbogenbeuger sowie der Innenrotatoren der Schultern, Deltamuskel vorn mit Partner;
bequeme Bauchlage, Arme nach hinten legen; Partner führt beide Arme bei gestreckten Ellbogen schulterbreit oder mit gefalteten Händen nach hinten oben;
Technik: passives statisches Stretching

Übung 44

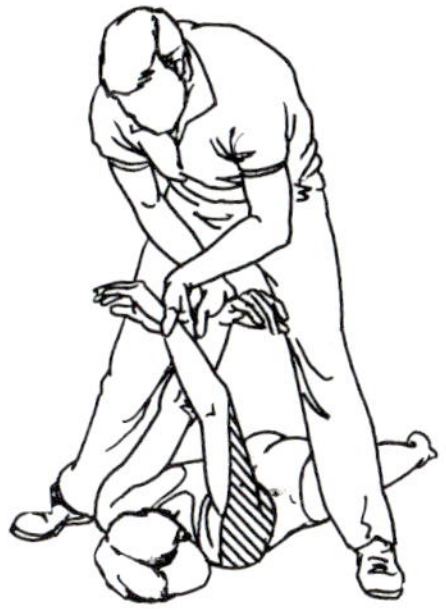

Dehnung der Brustmuskeln und mehrerer kleiner Schultermuskeln sowie der Ellbogenbeuger, Deltamuskel vorn;
die Arme liegen zunächst seitlich gestreckt, dann führt der Partner die gestreckten Arme nach seitlich oben hinten aneinander vorbei (zwischen Armen und Oberkörper besteht etwa ein rechter Winkel); auf ruhige Atmung achten;
Technik: passives statisches Stretching/ Anspannungs-Entspannungs-Stretching, solange die Arme noch nicht überkreuzt werden können;
diese Übung ist vor allem für Schwimmer (außer Brustschwimmer) wichtig.

Übung 45

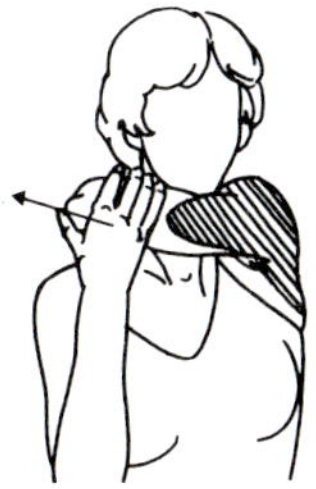

Dehnung der Schulterblattmuskulatur sowie der Rautenmuskeln, Deltamuskel – hinterer Teil;
in bequemem Stand bei gebeugtem Ellbogen in Halshöhe führen
und mit der anderen Hand weit nach seitlich hinten drücken;
Technik: passives statisches Stretching/ aktives statisches Stretching/Anspannungs-Entspannungs-Stretching

6

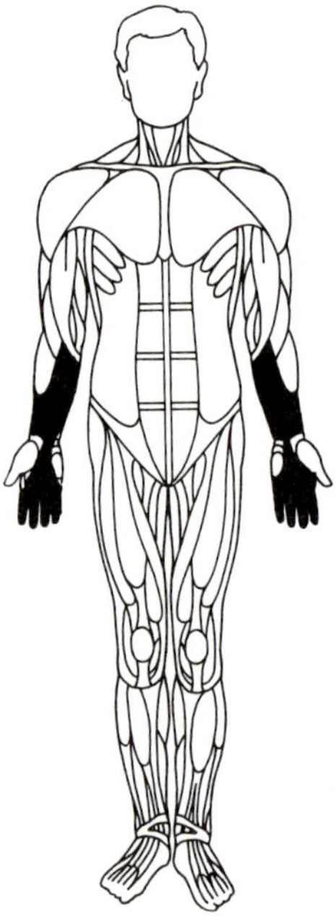

Übung 46

Dehnung der Handgelenk- und Fingerbeuger;
beide Handflächen mit Fingerspitzen nach unten bei gestrecktem Arm gegen die Wand drücken; danach durch zunehmende Beugung im Ellbogen Spannung der Fingerbeuger erhöhen;
Technik: passives statisches Stretching/ aktives statisches Stretching/Anspannungs-Entspannungs-Stretching

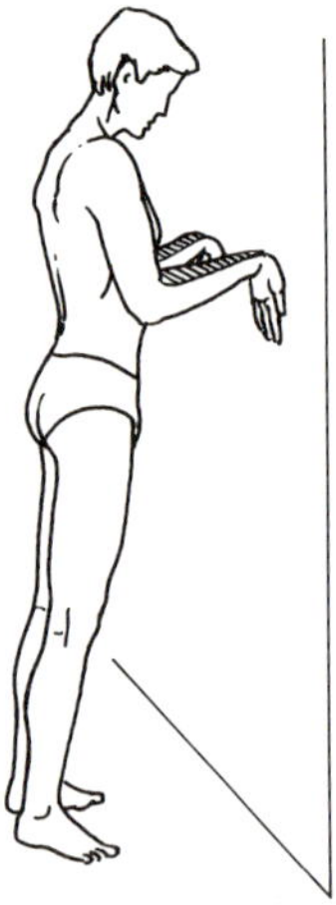

Übung 47

Verstärkte Dehnung der Muskeln von Übung 46;
Vierfüßlerstand mit gestreckten Armen und ganzer Handfläche am Boden; die Finger zeigen zu den Knien; nun den Oberkörper nach rückwärts bewegen;
Technik: passives statisches Stretching/ aktives statisches Stretching/Anspannungs-Entspannungs-Stretching

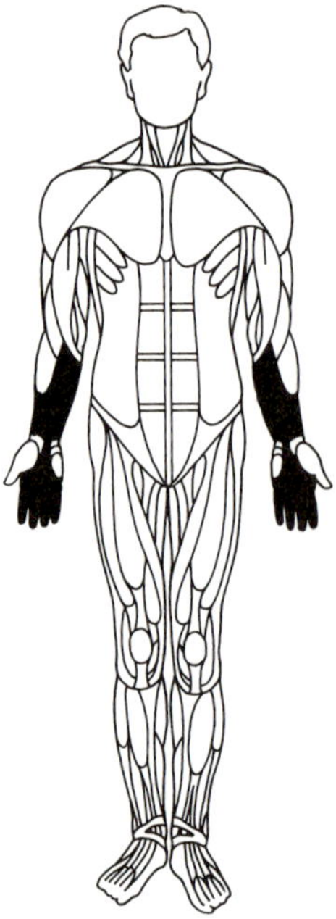

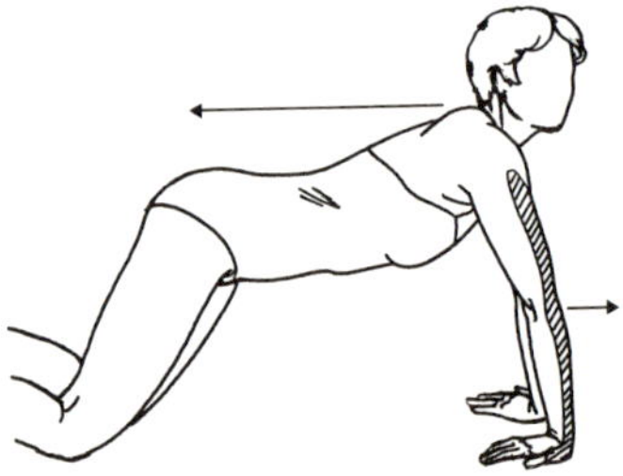

Übung 48

Dehnung der Handgelenk- und Fingerstrecker;
bei nach außen gedrehter Faust den Ellbogen strecken **(wichtig für Tennisspieler – gegen Tennisellbogen)**;
Technik: passives statisches Stretching/aktives statisches Stretching

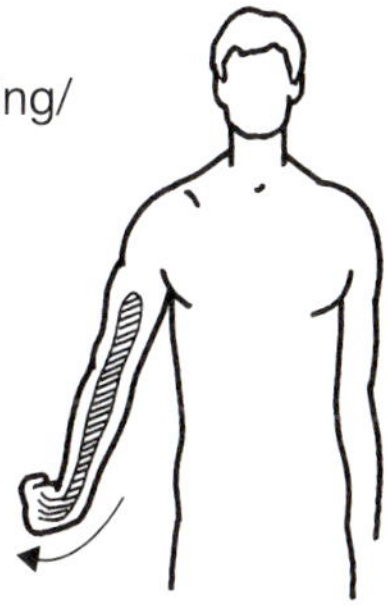

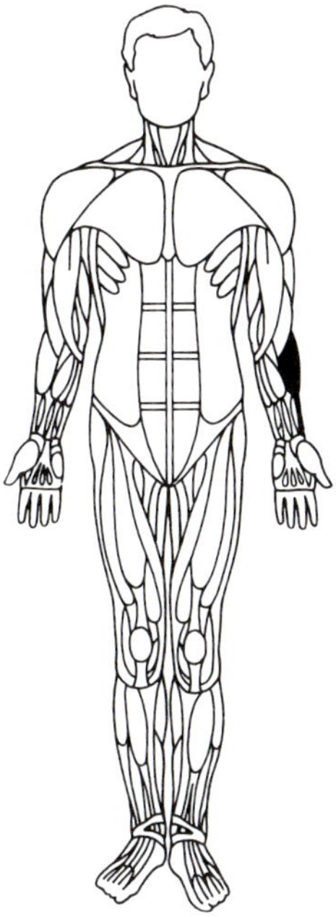

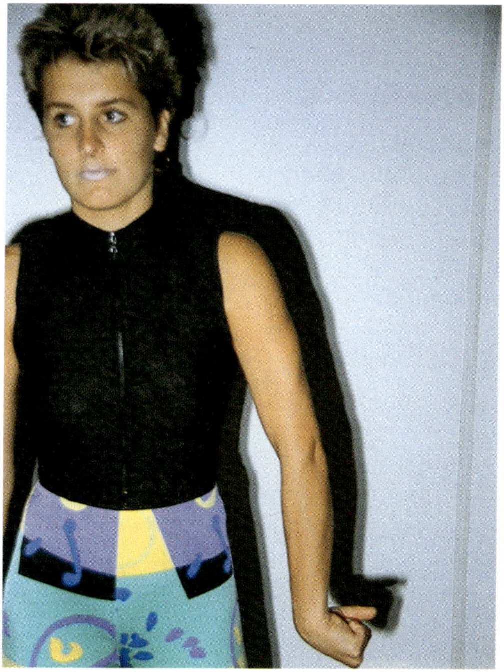

6

Kapitel 7 Übungsprogramm für Wirbelsäule und Rumpf

Die nachfolgenden Stretchübungen für die Wirbelsäule und den Rumpf sind so gegliedert, daß alle wichtigen Muskelgruppen berücksichtigt und gedehnt werden können. Fast alle Übungen beeinflussen die Atmung; um Preßatmung zu verhindern, ist besonders auf ruhiges und entspanntes Atmen zu achten.

---

1 Oberarmspeichenmuskel m. brachioradialis
2 langer Speichenhandstrecker m. extensor carpi radialis longus
3 gemeinschaftlicher Fingerstrecker m. extensor digitorum
4 Ellenhandstrecker m. extensor carpi ulnaris
5 langer Daumenabzieher m. abductor pollicis longus
6 Kapuzenmuskel m. trapezius
7 Deltamuskel m. deltoideus
8 großer Brustmuskel m. pectoralis major
9 zweiköpfiger Armbeuger m. biceps brachii
10 dreiköpfiger Armstrecker m. triceps brachii
11 innerer Armbeuger m. brachialis
12 großer Rundmuskel m. teres major
13 kleiner Rundmuskel m. teres minor
14 Untergrätenmuskel m. infraspinatus
15 breiter Rückenmuskel m. latissimus dorsi
16 Rautenmuskel m. rhomboideus
17 vorderer Sägemuskel m. serratus anterior
18 gerader Bauchmuskel m. rectus abdominis
19 äußerer schräger Bauchmuskel m. abliquus externus abdominis
20 mittlerer Gesäßmuskel m. gluteus medius
21 großer Gesäßmuskel m. gluteus maximus
22 Spanner der Schenkelbinde m. tensor fasciae latae
23 zweiköpfiger Schenkelbeuger m. biceps femoris
24 Halbsehnenmuskel m. semidentinosus
25 Plattsehnenmuskel m. semimembranosus
26 großer Schenkelanzieher m. adductor magnus
27 schlanker Muskel m. gracilis
28 Lendendarmbeinmuskel m. iliopsoas (nur teilw. sichtbar, links neben 30)
29 langer Schenkelanzieher m. adductor longus
30 Kammuskel m. pectineus
31 vierköpfiger Schenkelstrecker m. quadriceps femoris

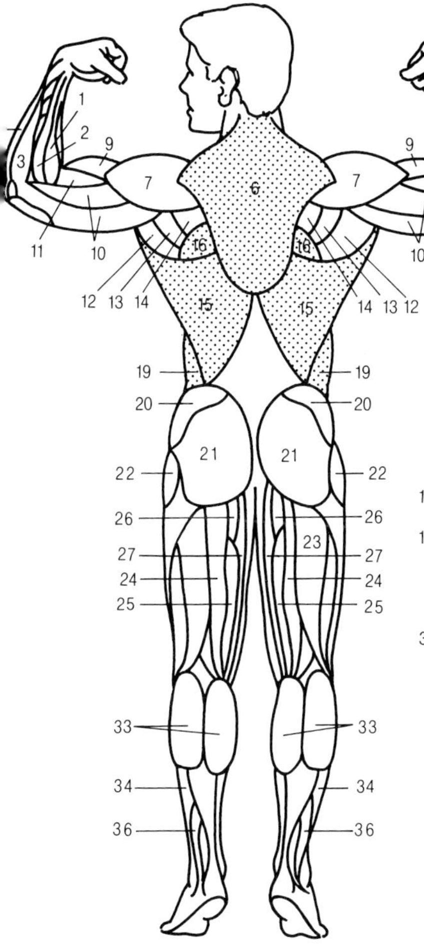

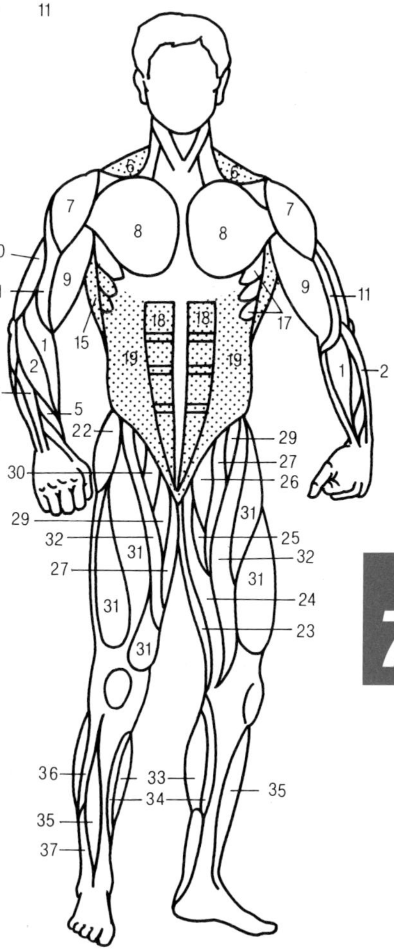

Aus Gründen der Übersichtlichkeit wurden tieferliegende Muskelgruppen auf diesen Zeichnungen nicht dargestellt. Diese Muskeln werden jedoch bei den einzelnen Übungen grafisch gezeigt.

32 Schneidermuskel m. sartorius
33 Zwillingswadenmuskel m. gastrocnemius
34 Schollenmuskel m. soleus
35 vorderer Schienbeinmuskel m. tibialis anterior
36 langer Wadenbeinmuskel m. peroneus longus
37 langer Zehenstrecker m. extensor digitorum longus

In den folgenden Übungen werden die wichtigsten Muskelgruppen für die Wirbelsäule und den Rumpf beansprucht:

- Rückenmuskulatur – Rückenstrecker im Lendenwirbelsäulenbereich *(M. erector spinae lumbalis)*, Rückenstrecker im Brustwirbelsäulenbereich *(M. erector spinae thoracalis)*,
- Nacken- und Halsmuskulatur – Rückenstrecker im Halswirbelsäulenbereich *(M. erector spinae cervicalis)*, Kopfwender *(M. sternocleidomastoideus)*, vorderer, mittlerer und hinterer Rippenhalter *(M. scalenus anterior, medius und posterior)*,
- Bauchmuskulatur – gerader Bauchmuskel *(M. rectus abdominis)*, äußerer schräger Bauchmuskel *(M. obliquus externus abdominis)*, innerer schräger Bauchmuskel *(M. obliquus internus abdominis)*, querer Bauchmuskel *(M. transversus abdominis)*,
- seitliche Rumpfmuskulatur – viereckiger Lendenmuskel *(M. quadratus lumborum)*, Schenkelbindenspanner *(M. tensor fasciae latae)*, äußerer schräger Bauchmuskel *(M. obliquus extrenus abdominis)*, innerer schräger Bauchmuskel *(M. obliquus internus abdominis)*,
- breiter Rückenmuskel *(M. latissimus dorsi).*

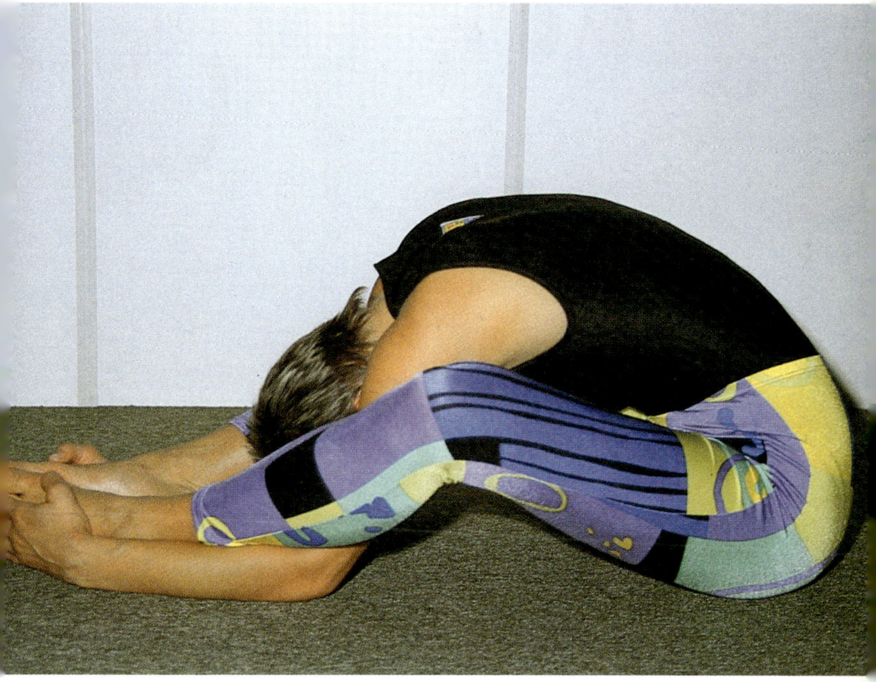

Übung 49

Dehnung der langen Rückenstrecker, der Nacken- und Gesäßmuskeln;
zuerst bequem sitzen und mit gebeugten und leicht gespreizten Knien und schulterbreit gestellten Füßen, dann Becken nach vorn kippen und Oberkörper beugen, während die Arme von innen die Unterschenkel und später die Füße umfassen; durch Beugezug der Arme senkt sich der Oberkörper mit deutlicher Dehnung; auf ruhige und gleichmäßige Atmung achten; Technik: passives statisches Stretching/ aktives statisches Stretching

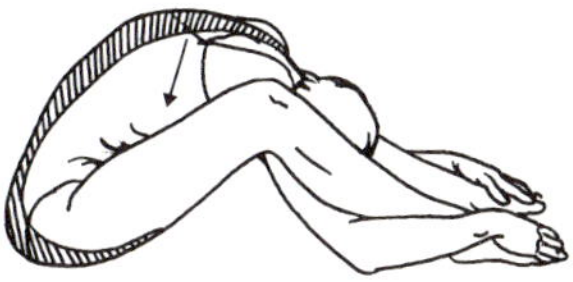

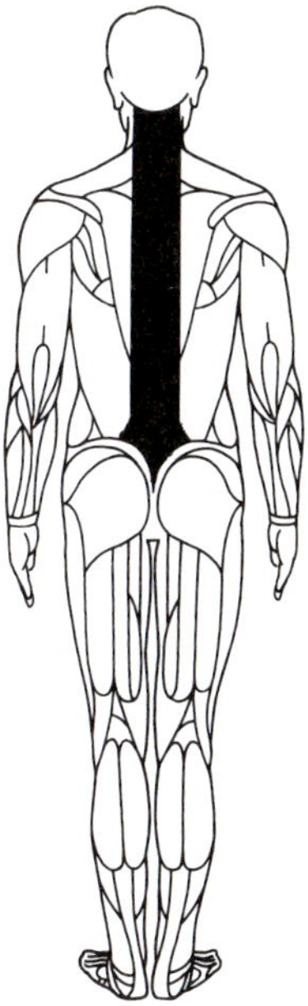

7

Übung 50

Dehnung der langen Rückenstrecker, der Nacken- und Gesäßmuskeln; **gleiche Technik wie Übung 49 – nur im Sitzen** auf einem Hocker;
Technik: passives statisches Stretching/ aktives statisches Stretching

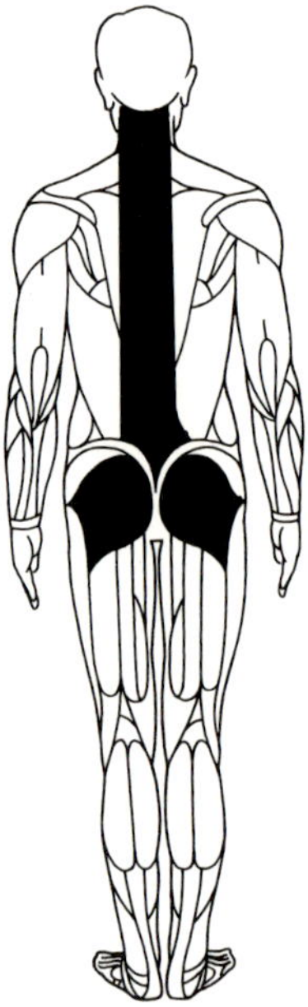

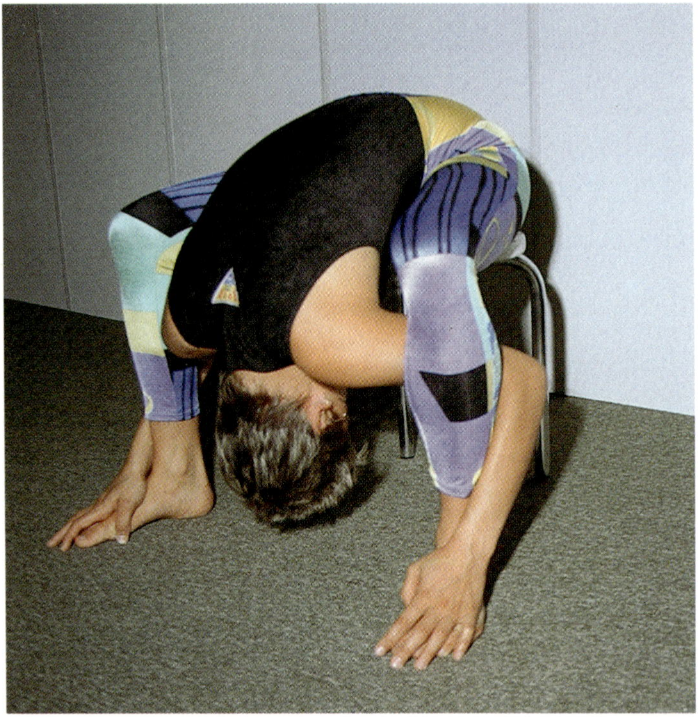

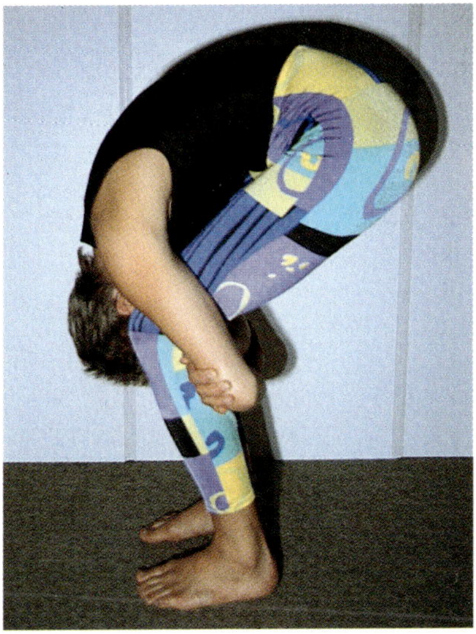

Übung 51

Dehnung der langen Rückenstrecker, der Nacken- und Gesäßmuskeln; Füße schulterbreit setzen, dann Hüfte beugen und anschließend die ebenfalls gebeugten Knie mit den Armen fest umfassen, den Oberkörper zu den Oberschenkeln ziehen; auf ruhige Atmung achten; Technik: passives statisches Stretching

Übung 52

Komplexe Dehnung der langen Rückenstrecker in der Lende, der Gesäßmuskulatur, der Kniebeuger, der Brustmuskulatur und einiger Schulterrotatoren;
Ausgangslage: aufrechte Haltung, Beine gespreizt bei parallel gestellten Füßen, Hände am Rücken gefaltet; dann Becken nach vorn kippen, Oberkörper beugen und gestreckte Arme bei gefalteten Händen nach unten drücken; auf ruhige Atmung achten; **Spezialübung für Schwimmen und rhythmische Sportgymnastik; bei Hüft-, Kreuz- und Lendenbeschwerden nicht geeignet**; Technik: passives statisches Stretching

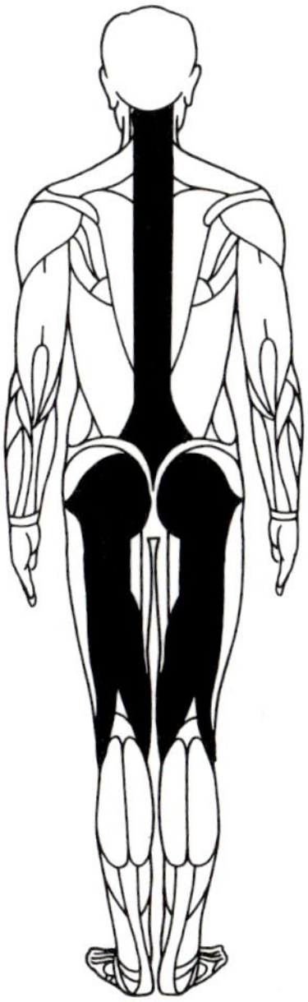

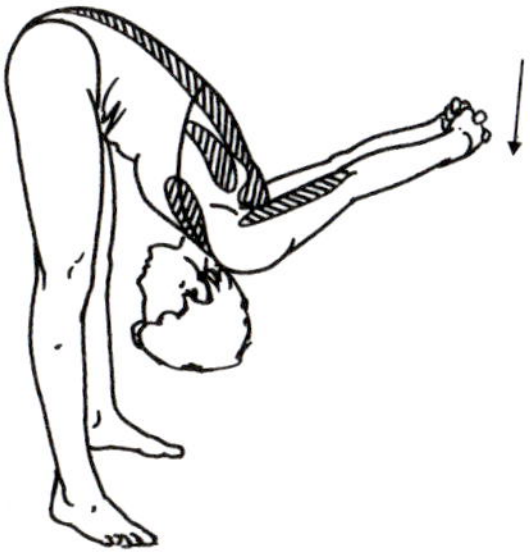

7

Übung 53

Dehnung der Rückenstrecker, der großen Gesäßmuskeln und der Kniebeuger; Partnerübung: Die möglichst gestreckten Beine in der Hüfte stark beugen bei gleichzeitigem Druck auf die Fersen mit den Händen und die Oberschenkel mit den Unterarmen; ruhige Atmung und Entspannung beachten;
Technik: passives statisches Stretching

Übung 54

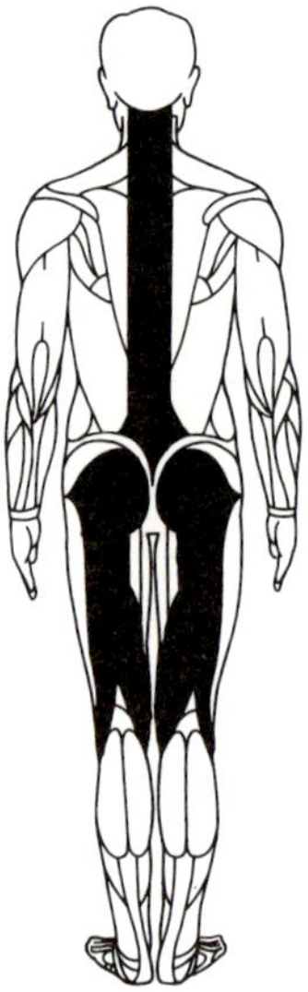

Komplexe Dehnung der langen Rückenstrecker, der Gesäßmuskulatur, der Adduktoren und der Kniebeuger als Partnerübung; aus entspannter Rückenlage führt der Partner die gestreckten Beine über den Kopf bis deutliche Dehnung der Rückenstrecker entsteht, dann Beine bis Endgefühl spreizen mit Druck gegen beide Unterschenkel;
Übung ist schwer zu balancieren und nur für Fortgeschrittene geeignet;
das Gewicht muß auf den Schultern und nicht auf der Halswirbelsäule liegen; auf ruhige Atmung achten;
Technik: passives statisches Stretching

Übung 55

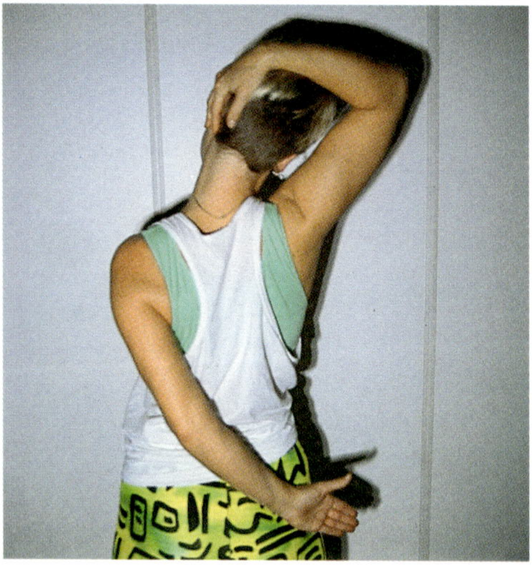

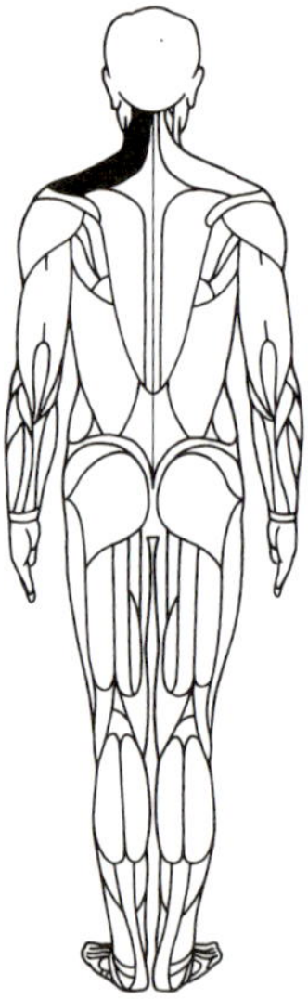

Dehnung der seitlichen Nackenmuskulatur;
aufrecht mit leicht gespreizten Beinen stehen; eine Hand dehnt den Kopf zur Seite, während der andere Arm am Rücken in die gleiche Richtung geführt wird; auf geraden Rücken und ruhige Atmung achten;
Technik: passives statisches Stretching/aktives statisches Stretching/Anspannungs-Entspannungs-Stretching

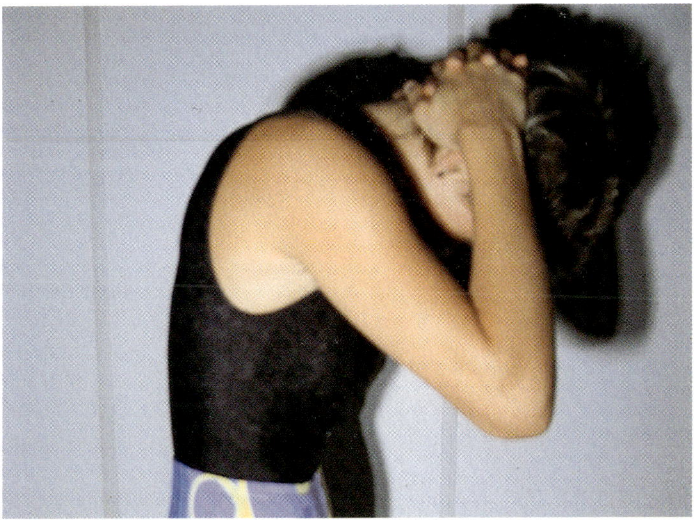

Übung 56

Dehnung der Nackenmuskulatur im Stehen; beide Hände sind gefaltet und drücken die entspannte Nackenmuskulatur so nach vorn, daß die Kinnspitze sich dem Brustbein nähert;
Technik: passives statisches Stretching/ aktives statisches Stretching/Anspannungs-Entspannungs-Stretching

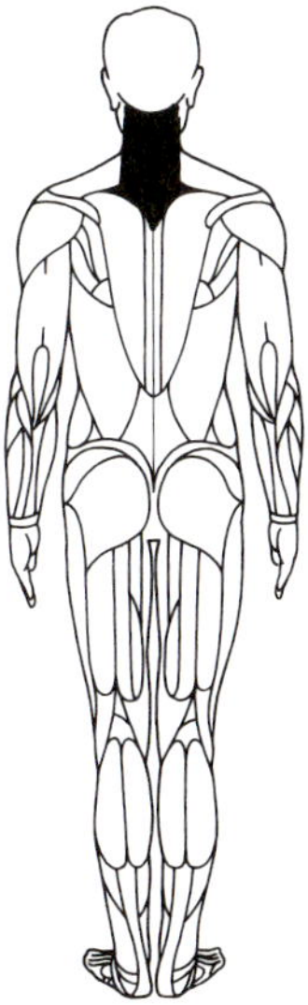

7

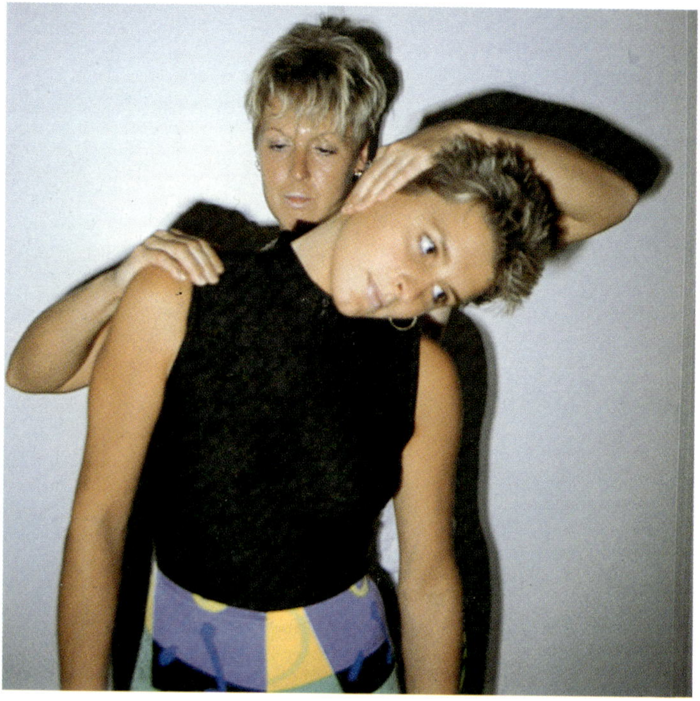

Übung 57

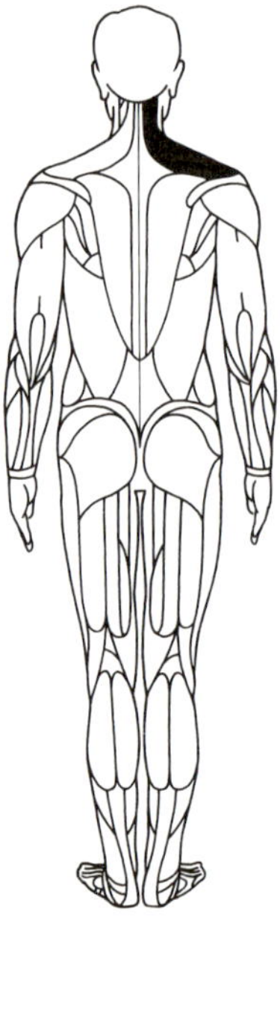

Dehnung der seitlichen Nackenmuskulatur mit Partner;
bei aufrechter Körperhaltung Kopf zur Seite neigen; Partner drückt mit einer Hand die Schulter nach unten und mit der anderen Hand den Kopf (**vorsichtig**); auf ruhige Atmung achten; Übung ist auch im Sitzen möglich;
Technik: passives statisches Stretching/ aktives statisches Stretching/Anspannungs-Entspannungs-Stretching

Übung 58

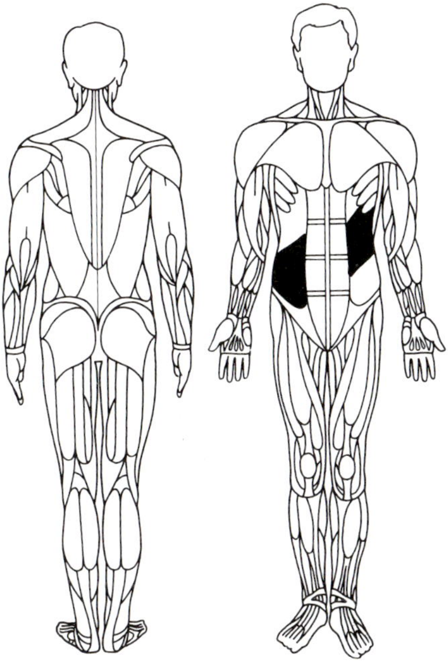

Dehnung der seitlichen Rumpfmuskeln, der schrägen und queren Bauchmuskulatur mit Partner;
im Sitzen bei aufrechtem Rücken Gymnastikstab auf die Schulter legen und mit weit außen gefaßten Händen fixieren, Beine sind gespreizt aufgesetzt;
Partner erzeugt mit dem Stab eine seitliche Drehung bis deutliche Dehnspannung entsteht (ggf. Beine zusätzlich fixieren); auf ruhige Atmung achten;
Technik: passives statisches Stretching/aktives statisches Stretching/Anspannungs-Entspannungs-Stretching

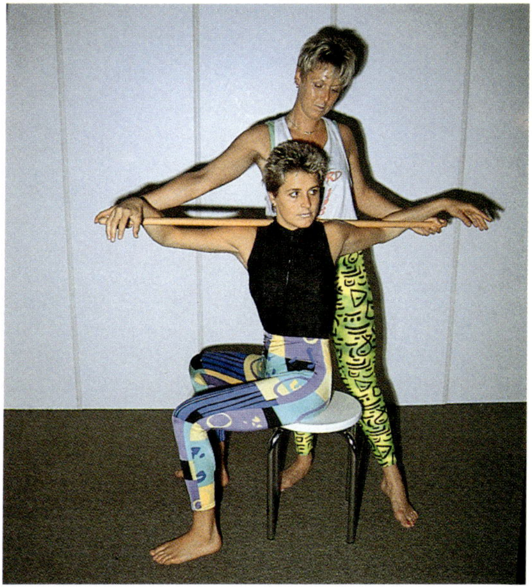

7

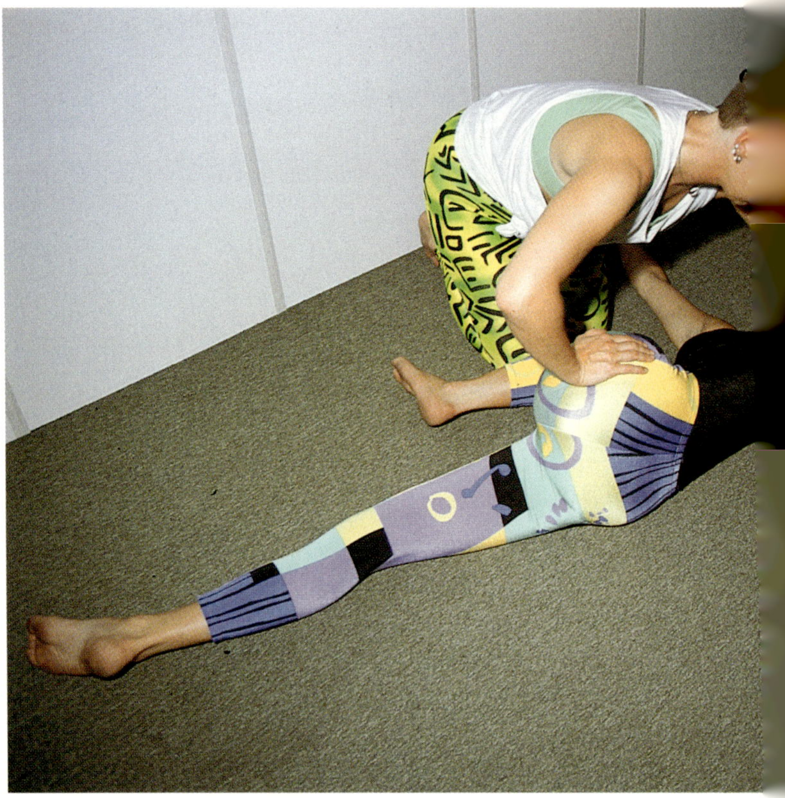

Übung 59

Dehnung derselben Muskeln wie bei Übung 58 mit Partner; Seitenlage, unteres Bein gestreckt, oberes Bein stark angewinkelt; Partner fixiert Becken und **gibt vorsichtigen langsamen Druck** auf gleichseitige Schulter; auf ruhige und entspannte Atmung achten; Technik: passives statisches Stretching

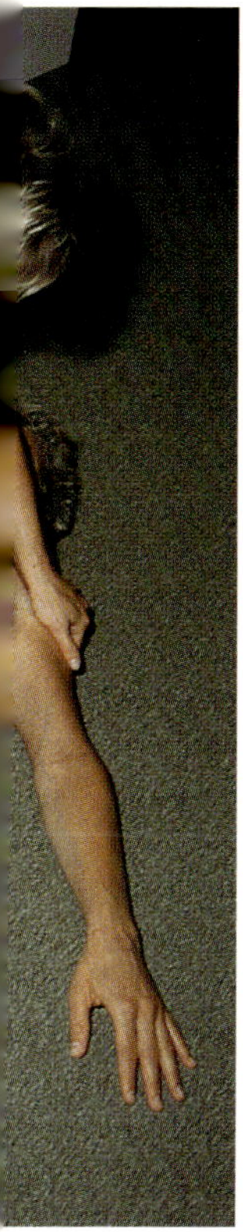

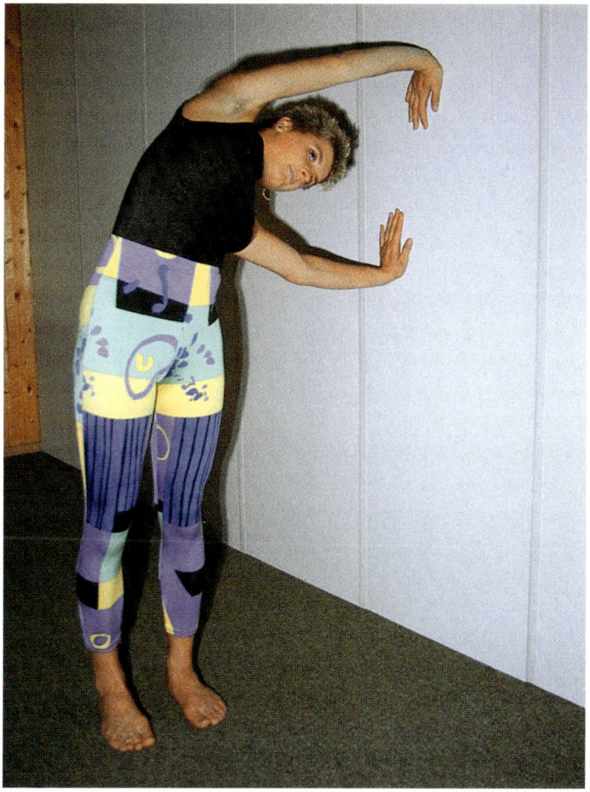

Übung 60

Dehnung der seitlichen Rumpfmuskulatur;
im Abstand von etwa 50 cm zu einer Wand mit gestreckten und leicht gespreizten Beinen den Rücken ohne Verdrehung seitwärts neigen bis die Hände senkrecht übereinander die Wand berühren; nun die Hüfte von der Wand etwas entfernen und die Hände tiefer setzen bis die gewünschte Dehnung eintritt; auf ruhige Atmung achten;
Technik: passives statisches Stretching

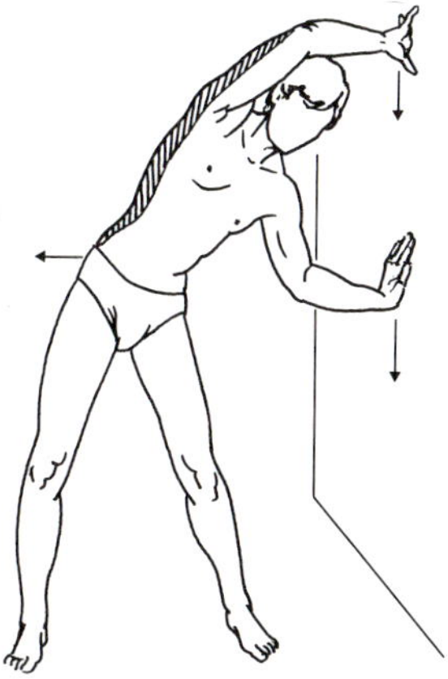

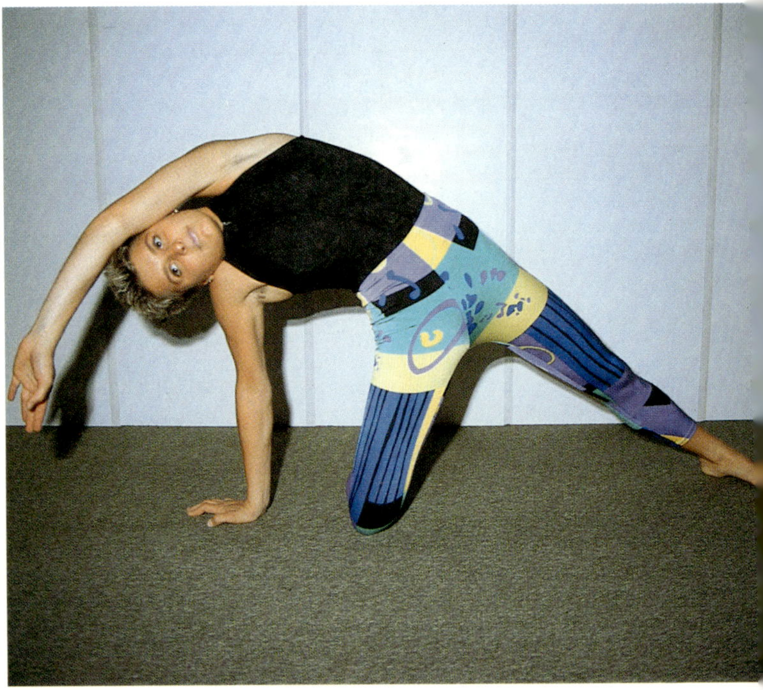

Übung 61

Dehnung der seitlichen Rumpfmuskulatur sowie des breiten Rückenmuskels; aus aufrechter Kniehaltung Oberkörper mit Armstütz zur Seite geneigt; gleichzeitig ein Arm über den Kopf und das andere Bein zur Seite strecken; auf ruhige Atmung achten; Technik: passives statisches Stretching

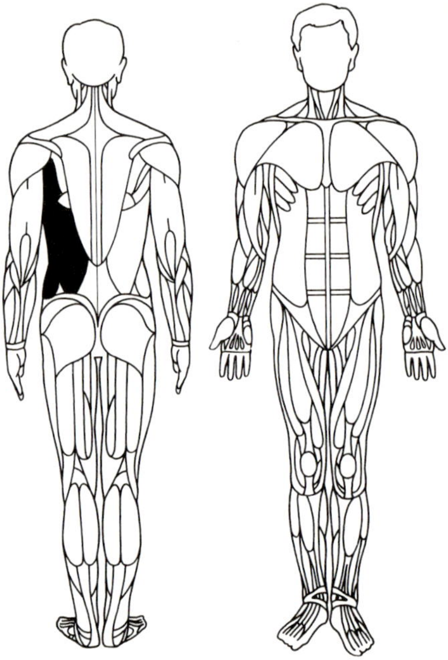

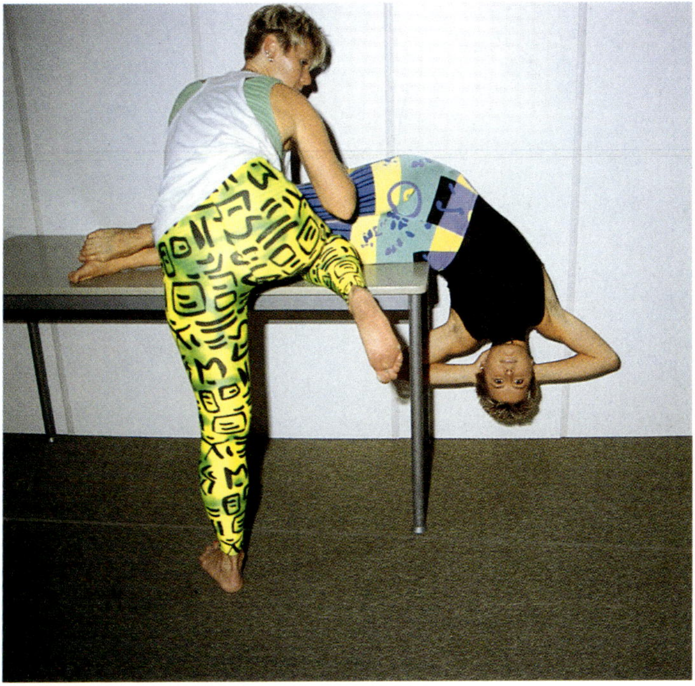

Übung 62

Dehnung derselben Muskeln wie bei Übung 61 mit Partner; Beine und Becken auf Tisch, Kasten, Matten etc. seitlich legen und fixieren, während Oberkörper **langsam nach unten gedehnt** wird; Hände können in den Nacken gelegt werden oder frei nach unten hängen; auf ruhige Atmung achten; Technik: passives statisches Stretching

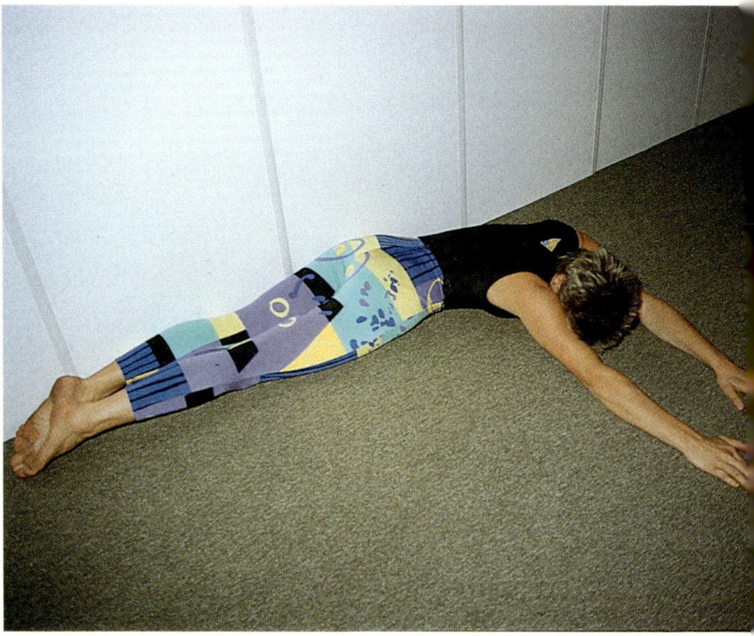

Übung 63

Einfache Dehnung der seitlichen Rumpfmuskulatur;
in Bauchlage liegen Beine und Oberkörper dicht an einer Wand;
dann Oberkörper mit gestreckten Armen weit zur Seite neigen,
ohne daß das Becken den Kontakt zur Wand verliert;
Technik: passives statisches Stretching/aktives statisches Stretching

Übung 64

Dehnung der schrägen und queren Bauchmuskulatur und des viereckigen Lendenmuskels;
entspannte Rückenlage bei gestreckt seitlich liegenden Armen und angewinkelten Beinen; dann beide Beine zu einer Seite legen, während die Schultern liegen bleiben; dann zur anderen Seite wechseln;
Technik: passives statisches Stretching

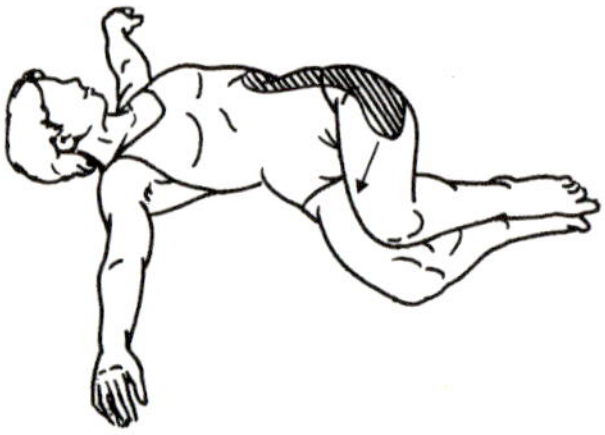

Übung 65

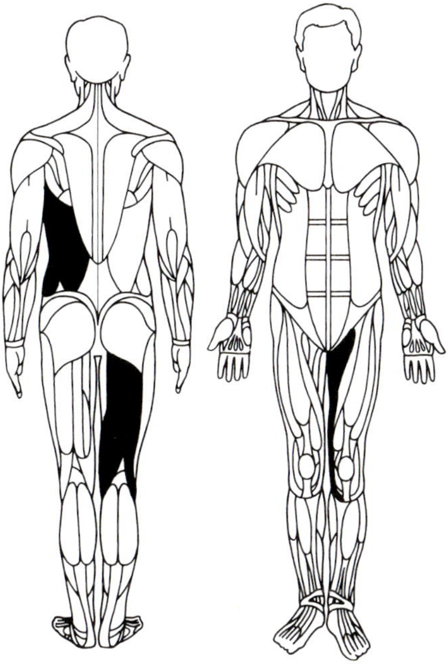

Komplexe Dehnung der seitlichen Rumpfmuskulatur, des breiten Rückenmuskels, der Adduktoren und der Kniebeuger – **für akrobatisch Fortgeschrittene**;
Ausgangslage: aufrechte Sitzhaltung bei weit gespreizten Beinen; nun Oberkörper zur Seite neigen, während eine Hand von oben zum Fuß geht, weicht der andere Arm nach unten aus, so daß dessen Hand am anderen Oberschenkel liegt und zusätzlich fixiert;
Technik: passives statisches Stretching/aktives statisches Stretching

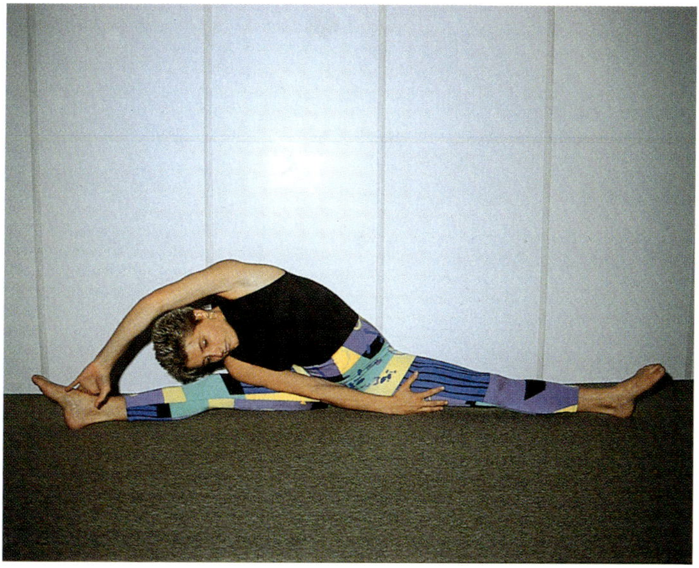

7

Übung 66

(Kobrahaltung)
Dehnung des geraden Bauchmuskels; zuerst bequeme Bauchlage, dann die Hände neben den Schultern aufsetzen, die Arme voll durchstrecken bis Dehnung eintritt; auf ruhige Atmung achten; **bei Kreuz- und Lendenbeschwerden nicht geeignet**; Technik: passives statisches Stretching

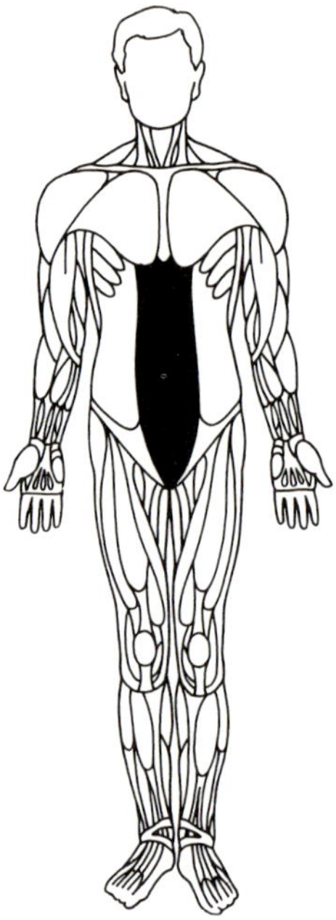

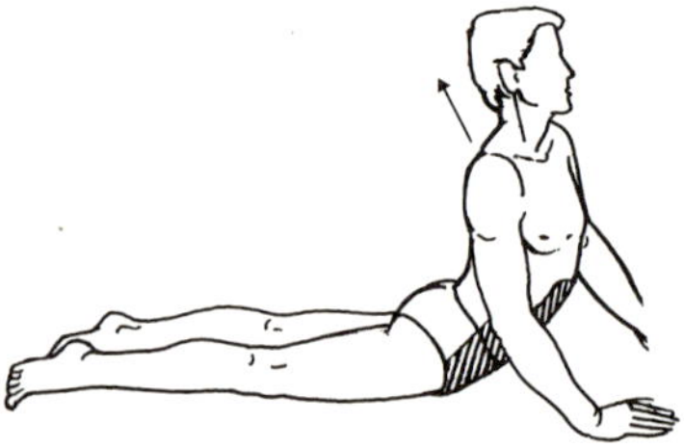

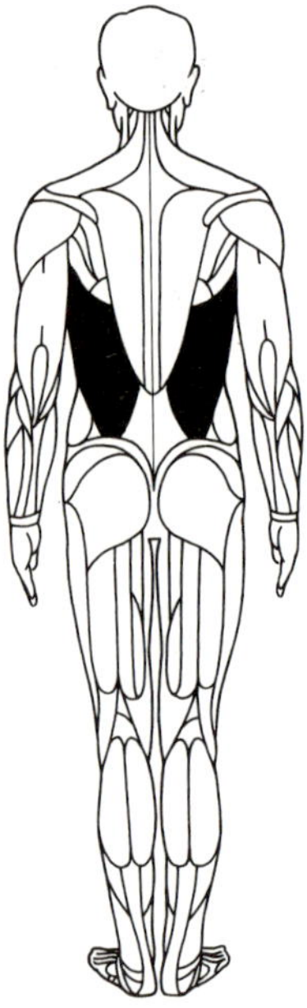

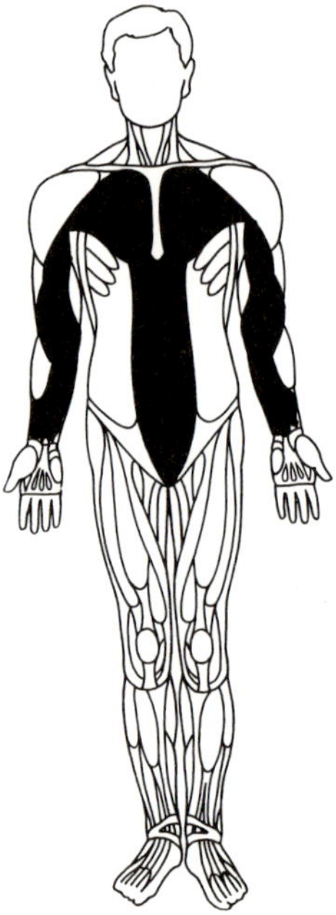

Übung 67

Komplexe Dehnung der geraden Bauchmuskeln, der Brustmuskeln, des breiten Rückenmuskels, der Ellbogenbeuger sowie der Hand-

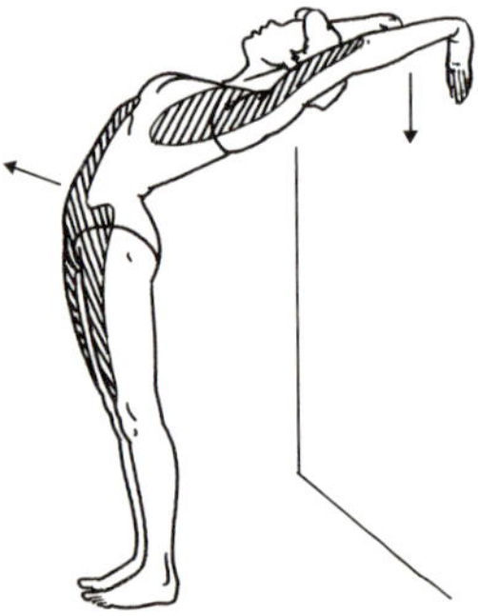

gelenk- und Fingerbeuger; je nach Körpergröße im Abstand von 50–80 cm von der Wand bei gestreckten Beinen Oberkörper nach rückwärts beugen bis die Hände die Wand tief genug berühren; durch Tiefersetzen der Hände und Beckenkippung nach vorne tritt die eigentliche Dehnung ein; **auf ruhige Atmung achten**;
Technik: passives statisches Stretching

Übung 68

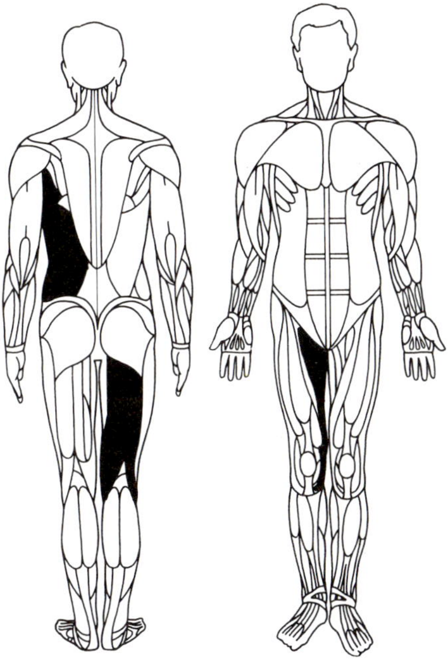

Komplexe Dehnung der seitlichen Rumpfmuskulatur, der Adduktoren sowie der Kniebeuger;
in Bauchlage ein Bein gestreckt liegen lassen, während das andere Bein mit gestrecktem Kniegelenk seitlich abgespreizt wird;
nun wird das abgespreizte Bein mit der Hand erfaßt und bis zum Endgefühl weitergedehnt, bei gleichzeitiger Seitneigung des Rumpfes, so daß sich Bein und Rumpf annähern; auf ruhige Atmung achten;
Technik: passives statisches Stretching/aktives statisches Stretching (nur geringfügig ausgeprägt)

7

Kapitel 8
Stretching – Voraussetzung für jedes Sporttraining

Stretching in der Aufwärmphase

Stretching bildet den Abschluß jeder Aufwärmarbeit, die sportartspezifisch oder allgemein gestaltet ist.
Nach fünf bis zehn Minuten dauerndem lockerem Laufen, Hüpfen, Seilspringen und/oder allgemeinen dynamischen gymnastischen Übungen entwickelt sich in der Muskulatur eine sehr gute Durchblutung, während anfängliche Streifigkeiten bereits deutlich verbessert sind und auch eine leichte Transpiration eingesetzt hat.
Nun wird unmittelbar mit den Dehnungsübungen begonnen. Mit Überlegung und Systematik werden alle erforderlichen Übungen zügig hintereinander absolviert. Verspannten und verkürzten Muskeln widmet man sich mit besonderer Aufmerksamkeit und ggf. auch mit mehr Wiederholungen und längeren Dehnungszeiten (beim passiven statischen Stretching).
Auch in der Gruppe führt man zunächst seine Dehnungsübungen allein durch, um ggf. abschließend eine Partnerübung folgen zu lassen.
Nach Möglichkeit sollte nach Beendigung des Stretchings gleich mit dem sportartspezifischen Training begonnen werden, spätestens muß dieses jedoch nach fünf bis zehn Minuten aufgenommen werden.
Fühlt sich der Sportler durch das Stretching zu sehr entspannt und gelockert, so daß er den optimalen Muskeltonus nicht gleich erreicht, dann kann dieser durch einige leichte Sprungübungen, Liegestütze, schnelle dynamische Schwungübungen in kurzer Zeit eingestellt werden.
Zu Beginn des sportartspezifischen Trainings sollten ohnehin zunächst leichtere Belastungen gewählt werden, die allmählich gesteigert und bis zum Höhepunkt der vorgesehenen Trainingsreize entwickelt werden.

Stretching in der Abwärmphase

Ausgenommen Regenerationsabschnitte führt jedes sportliche Training zu mehr oder weniger ausgeprägter Ermüdung, gelegentlich auch bis zur Erschöpfung. Die Ermüdungsphase wird um so länger dauern, je weniger der Sportler auf Erholungs-/Regenerationsmaßnahmen achtet. Stretching beim Abwärmen bewirkt beschleunigte Erholung nach Training und Wettkampf.

Das abrupte Beenden des Trainings, um danach unmittelbar die Dusche aufzusuchen, stellt keine optimale Einleitung der Regenerationsvorgänge dar.

Auch wenn das Training noch so lang und anstrengend war, sollte es mit lockerem Auslaufen, Ausradeln, Ausschwimmen etc. über fünf bis zehn Minuten ausklingen. Dabei wird sich die Atem- und Pulsfrequenz absenken, und die »Lebensgeister« werden zurückkehren.

Jetzt werden für einige Minuten die wichtigsten und am meisten durch das Training ermüdeten Muskelgruppen mit passiv statischem Stretching zwei- bis dreimal durchgedehnt.

Dies gilt besonders dann, wenn sich nach besonders hohen Trainingsbelastungen Neigungen zu Muskelkrämpfen zeigen. Jeder Sportler wird feststellen, daß er sich durch Dehnungsübungen während des Abwärmens wesentlich schneller physisch und psychisch von den Trainingsbelastungen erholt, weil die meisten Regenerationsvorgänge des Organismus dadurch eine Beschleunigung erfahren.

Die Bedeutung des Stretchings zum Abwärmen ist für solche Sportler besonders wichtig, die an einem Tag mehrere Trainings- bzw. Wettkampfabschnitte zu bewältigen haben, wie etwa Mehrkämpfer.

Auch in den Wettkampfpausen wirken sich einige Stretchübungen auf die belasteten Muskelgruppen äußerst günstig aus. Erst nach Beendigung der Dehnungsübungen folgt der ersehnte Gang zur erholsamen und reinigenden Dusche, unter der ggf. auch noch die eine oder andere Dehnungsübung wiederholt werden kann.

Sicherlich wird beim Abwärmen das passive statische Stretching überwiegen, weil es mit geringerer physischer und psychischer Belastung verbunden ist als die aktiven Dehnungstechniken.

Stretching im Training

Stretching wirkt sich auch während des Trainings auf hohe körperliche Belastungen günstig aus.
Wenn sich während des Trainings in einem hochbelasteten Muskel ziehende Verspannungen bemerkbar machen, dann ist es gut, wenn dieser Muskel mehrmals mit einer Übung des passiven statischen Stretchings durchgedehnt wird.
Das gleiche gilt bei der Entstehung von Muskelkrämpfen oder bei leichten Beschwerden im Bereich von Sehnen oder Sehnenscheiden, also im Bereich der Muskelansatzregionen.
In der Regel bessern sich daraufhin die Beschwerden sofort, und das Training kann fortgesetzt werden.
Wenn in einem Trainingsabschnitt sowohl Krafttraining als auch sportartspezifisches Training stattfinden, dann ist es für die meisten Sportler schwer, sich im sportartspezifischen Training (z. B. Laufen, Schwimmen, Turnen, Ballspiele) zurechtzufinden. Die Koordination der Bewegungsabläufe ist durch das vorausgegangene Krafttraining erheblich beeinträchtigt. In solchen Fällen ist es sehr wichtig, daß nach Beendigung des Krafttrainings alle dabei belasteten Muskelgruppen ein- bis zweimal durchgestretcht werden. Danach ist das weitere Training wesentlich leichter und auch in höherer Intensität und mit besserer Technik möglich.
Besonders ältere Sportler (ab 40 Jahren) sollten zur Vermeidung von Verletzungen und zur schnelleren Erholung vor und nach jeder sportlichen Belastung gründlich stretchen.

Stretching im Wettkampf

Stretching gehört zu den unverzichtbaren wettkampfbegleitenden Maßnahmen.
Wie bereits mehrfach erwähnt, gehört zum Aufwärmprogramm der unmittelbaren Wettkampfvorbereitung ebenfalls ein Dehnungsprogramm. Dabei ist zu beachten, daß passive Dehnungen möglichst in der letzten Stunde vor Wettkampfbeginn nicht mehr intensiv betrieben werden und wenn, dann mit kürzeren Dehnungsphasen von fünf bis maximal zehn Sekunden bei nur ein- bis zweimaligen Wiederholungen.
Es besteht sonst die Gefahr einer zu starken Absenkung des Muskeltonus, was sich leistungslimitierend auswirken kann. Hier gibt es jedoch große individuelle Unterschiede. Der einzelne Sportler wird seine Reaktion auf die verschiedenen Deh-

nungstechniken sehr schnell herausfinden, um zu entscheiden, wie er sich in der unmittelbaren Vorwettkampfphase in bezug auf Dehnung verhalten soll.
Stellt der Sportler jedoch während des Aufwärmens in einer Muskelgruppe erhebliche Verspannungen oder gar Verkürzungen fest, dann muß er sogar zur Beseitigung der muskulären Dysbalance intensiv dehnen, wobei sich dann – wenn möglich – die effektiveren Methoden des aktiven statischen und Anspannungs-Entspannungs-Stretchings besonders bewähren.
Aber auch hier gibt es erhebliche individuelle Unterschiede. Untersuchungen in den USA haben ergeben, daß sehr intensive Techniken des aktiven Stretchings den Laktatspiegel (Milchsäurespiegel) so ungünstig erhöhen können, daß sich dies anschließend beim Wettkampf negativ auswirkt.
Diese Gefahr ist nicht gegeben, wenn bei einer einzelnen Muskelgruppe passiv mit zwei bis drei Wiederholungen gedehnt wird.
Im übrigen ist es so, daß Sportler, die ihre optimale Beweglichkeit durch Stretching schon längst erreicht haben, in der Wettkampfvorbereitung auch mit weniger Dehnungsübungen und mit kürzeren Dehnungszeiten und weniger Wiederholungen auskommen und trotzdem mit optimaler Gelenkigkeit und idealem Muskeltonus an den Start gehen.
Auch nach Beendigung des Wettkampfs kommt dem Stretching im Rahmen des Abwärmens große Bedeutung zu und sollte auch oder gerade nach sportlichen Niederlagen nicht ausfallen. Ganz im Gegenteil – gerade nach schlechten Wettkampfergebnissen ist schnelle Regeneration und Erholung die beste Voraussetzung für den nächsten Wettkampf.
Sepp Herberger, ehemaliger Trainer der deutschen Fußball-Nationalmannschaft, prägte den Satz:
Nach dem Wettkampf ist vor dem Wettkampf! Das gleiche gilt für Wettkampfpausen. Wenn sie durch Stretching aktiv gestaltet werden, wird der nachfolgende Wettkampfabschnitt besser gemeistert.

Krafttraining und Stretching

Früher galten Krafttraining und Gymnastik als nicht zu vereinbarende Gegensätze, es herrschte sogar die Meinung, Gymnastik und Muskeldehntechniken vor oder nach dem Krafttraining würden den Kraft- und Muskelzuwachs durch das Krafttraining stören und negativ beeinflussen. Wer als Kraftsportler gymna-

stische Übungen machte, wurde in Fachkreisen nicht ernstgenommen.
In der Zwischenzeit hat sich die moderne Lehrmeinung durchgesetzt, daß Krafttraining und Gymnastik nicht nur gut kombinierbar sind, sondern eine entscheidende Voraussetzung für optimale Technik- und Kraftentwicklung bilden.
Eigentlich hätten die früheren Kritiker schon am Beispiel der Turner vom Gegenteil überzeugt sein müssen. Ein exzellenter Hochleistungsturner muß nicht nur über sehr viel Kraft, sondern gleichzeitig auch über eine optimal entwickelte Beweglichkeit, Geschmeidigkeit und Elastizität verfügen.

Ausschlaggebend für die Wende zur modernen Lehrmeinung waren folgende Beobachtungen:
- Die perfekte Technikerschulung im Krafttraining ist nur bei ausgezeichneter Beweglichkeit möglich.
- Kraftsportler, die intensiv Dehnungsgymnastik und Stretching trainierten, waren bis zu 50 % weniger verletzungsanfällig als Kraftsportler ohne Dehnungstraining.
- Durch die geringere Verletzungsgefahr kann auch beim Krafttraining häufiger und härter trainiert werden.
- Durch Stretching wird der Bewegungsspielraum vergrößert, wodurch sich die Muskeln über einen längeren Weg kontrahieren können; das Ergebnis ist ein größerer Zugewinn an Kraft und damit zugleich auch an Muskelmasse.

Früher galten Gewichtheber als ungelenkige und unbewegliche Kraftprotze. Seit Manfred Nerlinger, der Welt- und Europameister der Gewichtheber im Superschwergewicht, die Fachwelt mit einem lupenreinen Spagat beeindruckte, waren letzte Vorurteile überwunden und beseitigt.
Für das moderne Krafttraining führen die gewonnenen Erkenntnisse zu folgenden praktischen Konsequenzen:
- vor jedem Krafttraining erfolgt intensive Aufwärmarbeit,
- zwischen einzelnen Kraftserien werden dehnende Übungen »eingestreut«, insbesondere wenn sich in den belasteten Muskelgruppen unangenehmes Ziehen während des Trainings bemerkbar macht,
- nach Beendigung jedes Krafttrainings wird abgewärmt.

Diese Grundsätze gelten nicht nur für die eigentlichen Kraftsportarten (Gewichtheben, Bodybuilding etc.), sondern auch für alle anderen Sportarten, deren sportartspezifisches Training mit

Krafttraining kombiniert wird, z. B. Turnen, Laufen, Schwimmen, Skilaufen, Tennis, Ballsportarten etc.
Wird Krafttraining und sportartspezifisches Training innerhalb eines Trainingsabschnittes absolviert, dann ist ein dazwischengeschaltetes Stretch-Programm von etwa fünf bis zehn Minuten von besonderer Bedeutung. Jedem, der Krafttraining betreibt, ist bekannt, daß mit zunehmendem Kraft- und Muskelzuwachs die Elastizität und Beweglichkeit der Muskeln und Gelenke beeinträchtigt wird.
Daher ist für Sportarten, die einerseits Kraft und andererseits gleichzeitig hohe Flexibilität erfordern, ein intensives Stretch-Programm von großer Wichtigkeit. Je mehr in diesen Sportarten Krafttraining betrieben wird, um so umfangreicher muß das Stretchtraining gestaltet sein. Dies gilt nicht für die kompositorischen Sportarten, sondern für alle sportlichen Disziplinen, die mit Krafttraining kombiniert werden. Stretching optimiert das Krafttraining und schützt vor Verletzungen.

Aufbau des Dehnungstrainings

Wie bei jedem Training, so muß auch beim Stretching systematisch trainiert werden.

Bei allen Sportarten, bei denen mehr oder weniger der ganze Körper – also alle Muskelgruppen – zum Einsatz kommt, sollte das Dehnungstraining so aufgebaut sein, daß zuerst Übungen für die **Beine**, dann für den **Rumpf** und zum Schluß für die **Arme** zur Durchführung kommen.

Bei diesem Aufbau gibt es selbstverständlich viele Überschneidungen, so daß Muskeln sowohl der einen als auch der anderen Körperregion gleichzeitig angesprochen werden.
Für diesen Aufbau spricht, daß zuerst die größten Muskelgruppen, die sich im Bereich der Beine befinden, trainiert werden, um anschließend die vergleichsweise kleineren Muskelgruppen des Rumpfes und der Arme zu dehnen.
Für eine solche Reihenfolge sprechen auch psychologische Momente, daß zuerst die großen und später die kleineren Muskelgruppen gestretcht werden. Je größer und kräftiger die zu dehnenden Muskeln sind, um so intensiver muß man sich ihnen widmen. Aus Gründen der Zeiteinteilung ist es immer besser, wenn die großen Muskelgruppen zuerst gedehnt werden.

Dieser Aufbau wird selbstverständlich in den einzelnen Sportarten Variationen erfahren, weil etwa Fußballer sich viel mehr um die Bein- und Hüftmuskulatur bemühen werden, als ein Handballspieler, dem mehr an der ausgeprägten Beweglichkeit der Arme und des Schultergürtels gelegen sein wird. Bei anderen Sportarten wird sich das Interesse eher gleichmäßig verteilen, etwa beim Brustschwimmen, Turnen, Volleyball, Tennis, Stabhochsprung, Mehrkampf usw.

Die meisten Athleten widmen sich dem passiven statischen Stretching und werden sich zunächst auf die erste Dehnungsphase (»leichte Dehnung«) beschränken, ehe sie nach einigen Wochen auch die zweite (»fortschreitende Dehnung«) anschließen bzw. kombinieren werden.

Die meisten werden beim passiven statischen Stretching bleiben und mit dieser Methode im Laufe der Zeit das Dehnungsziel erreichen.

Wer dann nach einigen Monaten gute Flexibilitätsfortschritte erzielt hat, wird für die individuell oder sportartspezifisch problematischeren Muskelgruppen, bei denen gehäuft Muskelverkürzungen auftreten, auch einige Übungen des aktiven statischen Stretchings und des Anspannungs-Entspannungs-Stretchings in das Dehnungsprogramm zusätzlich aufnehmen. Diese beiden Methoden sind sehr effektiv, aber leider nur auf einige Gelenkebenen übertragbar und nicht selten auch an Trainingspartner gebunden. Daraus ergibt sich, daß die meisten Sportler zum dominierenden Anteil der Übungen des passiven statischen Stretchings einige Übungen der beiden aktiven Dehnmethoden hinzu kombinieren.

Jeder einigermaßen erfahrene Sportler wird sich aus der Vielzahl der angebotenen Übungen seiner Sportdisziplin entsprechend diejenigen Dehnungsübungen auswählen, von denen er weiß, daß sie für ihn wichtig sind.

Eine ganze Reihe von Übungen haben ähnliche Zielsetzungen, so daß zwischen ihnen auch variiert werden kann. Auf diese Weise wird das Dehnungstraining aufgelockert und beinhaltet nicht immer stur dieselben Übungen.

In der Anfangszeit des Stretchens ist es für viele eine Erleichterung, wenn sie das Buch am Trainingsort an passender Stelle plazieren, um alle in Frage kommenden Übungen zu berücksichtigen. Schon nach kurzer Zeit gehen die wichtigsten Übungen »in Fleisch und Blut« über und sind im Gedächtnis gespeichert, so daß auf Vorlagen verzichtet werden kann.

Meist entwickeln die Sportler ab diesem Zeitpunkt eigene Übungsvarianten, die individuellen Bedürfnissen noch mehr entsprechen und auch der eigenen Kreativität entgegenkommen. Dies wird sich auch auf den individuellen und systematischen Aufbau der einzelnen Übungsteile auswirken.
Selbstverständlich werden die Auswahl und der Aufbau der Übungen auch vom Trainingsort abhängig sein; es ist ein Unterschied, ob in der Halle oder auf dem Sportplatz gestretcht wird; zusätzlich werden im Freien auch die Wetterbedingungen sowie die Jahreszeiten das Dehnungsprogramm beeinflussen. Die im Laufe der Zeit entwickelte Routine führt zur Beherrschung des Stretchtrainings unter unterschiedlichsten Bedingungen.

8

Kapitel 9
Beweglichkeit und Kraft – der beste Schutz für Gelenke und Muskulatur

Entwicklungen im Sport haben schon häufig auf andere Lebensbereiche übergegriffen, so auch auf Bereiche der Medizin und der Therapie.

Anfang des 20. Jahrhunderts holten sich begabte Naturtalente die Meisterschaften und Rekorde. Entsprechend einseitig war auch das Training, das häufig nur ein- bis dreimal wöchentlich stattfand. Häufigeres Training galt als gesundheitsschädlich oder gar lebensgefährdend. Frauen waren von vielen Sportarten völlig ausgeschlossen und trainierten in einem vergleichsweisen Minimum.

Bei den wenigen Trainingseinheiten, geringen Trainingsumfängen und niedrigen Intensitäten gab es auch relativ selten Überlastungserscheinungen und Sportverletzungen.

Traten diese doch auf, dann folgten sehr lange Ruhigstellungen, nach deren Abschluß ein passives Durchbewegen der Gelenke die Rehabilitation ausmachte. Der Rest mußte durch den Alltag wieder sportfähig werden.

Als in den letzten Jahrzehnten immer häufiger mit höheren Intensitäten und größeren Umfängen trainiert wurde und das Training der Spitzensportler nicht nur täglich, sondern zehn- bis 15mal wöchentlich stattfand und sich immer mehr Spezialisierungen durchsetzten, häuften sich nicht nur sportliche Überlastungserscheinungen am Bewegungsapparat, sondern auch Verletzungen. Der Slogan »Sport ist Mord« fand seine Bestätigung in der Statistik der Unfallkliniken, den modernen »Lazaretten des Hochleistungssports«.

Auch in dieser Phase des hochspezialisierten und hochintensiven Trainings der sechziger und teilweise auch der siebziger Jahre entwickelten sich nur mühsam Rehabilitationskonzepte zur Wiederherstellung der »Sportinvaliden«; entgegengesetzte »Richtungskämpfe« in der Sportmedizin suchten nach besten Lösungen.

In den späten siebziger Jahren begannen sich Überlegungen durchzusetzen, die in den achtziger Jahren immer konsequenter in die Tat des sportlichen Trainings und in die Rehabilitationsmaßnahmen der Sportmedizin umgesetzt wurden.
Es zeigte sich am Beispiel amerikanischer und skandinavischer Trainingskonzepte, daß die hohen Trainings- und Wettkampfbelastungen des modernen Sportlers nur noch dann zu verantworten sind, wenn der Sportler über eine optimal ausgebildete Muskulatur bei gleichzeitig hochentwickelter Beweglichkeit verfügt. Beweglichkeit und Kraft sind der Schlüssel zum besten Schutz des Bewegungsapparates.
In relativ kurzer Zeit erfuhren die Trainingskonzepte revolutionäre Veränderungen. Fast jeder Sportler der höheren Leistungsklassen befaßte sich mit Krafttraining und Stretching. Beides zusammen wurde neben dem sportartspezifischen Training und neben psychologischen Trainingstechniken zum wichtigen Bestandteil der modernen Trainingslehre in Theorie und Praxis.
Parallel dazu explodierten die Rekordstatistiken – der Mensch schien über grenzenlose Leistungspotentiale zu verfügen. Der gefundene »Schlüssel« wurde für viele auch zur Versuchung, als sich herausstellte, daß Muskelzuwachs bei gleichzeitiger Einnahme von anabolen Steroiden weitere Leistungsgrenzen sprengte, Dopingskandale häuften sich.

Sowohl im sportlichen Training als auch in der Folge in der Rehabilitation war es eine entscheidende Erkenntnis, daß Kraft und Beweglichkeit für alle Gelenke und die gesamte Muskulatur den besten Schutz vor Verletzungen, aber auch vor Verschleißerscheinungen bildeten.

Dies wurde u.a. auch in einer aufsehenerregenden wissenschaftlichen Arbeit von Dr. Hans Spring vom sportärztlichen Dienst des Schweizerischen Skiverbandes als revolutionäres Ergebnis einer Studie bei Skirennfahrern 1985 in der schweizerischen Zeitschrift für Sportmedizin veröffentlicht.
1980 wurden Skirennfahrer und Nationalmannschaften der Schweiz und Liechtensteins nach Kriterien der Muskelfunktionsdiagnostik untersucht und anschließend einer neueingeführten Dehn- und Kräftigungsgymnastik zugeführt. Nach vier Jahren stellte sich heraus, daß bei allen Skirennfahrern ein muskuläres Gleichgewicht, eine verbesserte Beweglichkeit, eine bessere Trainierbarkeit und eine ausgezeichnete Verletzungsprophylaxe erzielt wurden.

Bei allen untersuchten Muskeln gingen die Verkürzungen um 50 - 100 % zurück und dokumentierten damit nicht nur die hohe Wirksamkeit des Stretchings, sondern auch gleichzeitig den imponierenden Rückgang von Gelenk- und Muskelverletzungen.
Diese Erkenntnisse mit Profi- und Spitzensportlern haben ihre Gültigkeit auch beim Hobby- und Freizeitsport. Gefährdet sind diejenigen Sportler, die steif und kraftlos sind. Die besten Bedingungen haben diejenigen, die beweglich und kräftig sind.
Und dasselbe zeigt sich im Alltag: Viele Zeitgenossen klagen über Rückenbeschwerden und sind sich nicht bewußt, daß ihr schwaches »Muskelkorsett« und mangelnde Geschmeidigkeit die Ursache für diese Zivilisationskrankheit bilden.
Die Beispiele könnten ein eigenes Buch füllen und würden nur immer denselben Sachverhalt bestätigen, daß Beweglichkeit und Kraft alle Organe unseres Bewegungsapparates mit einem optimalen Schutz versehen.

Wer einseitig nur die Beweglichkeit trainiert und die Kraft vernachlässigt, gefährdet Muskeln, Sehnen, Bänder, Gelenkkapseln, Knorpel und andere Bewegungsorgane genauso wie derjenige, der einseitig nur die Kraft entwickelt und die Geschmeidigkeit des Gewebes vernachlässigt. Erst beides zusammen optimiert jedes sportliche Training mit positiven Ergebnissen, die jeder persönlich feststellen und nachweisen kann.

Aus diesen Gründen erübrigt sich auch die Diskussion, ob der Kapsel-Band-Apparat optimal beweglicher Gelenke oder der Wirbelsäule durch Dehnungsübungen gefährdet wird. Die Antwort lautet eindeutig: Nein. Entscheidend ist, ob die durch das Stretching gewonnene Beweglichkeit auch durch kräftige Muskulatur gesichert ist.
Wird die Dehntechnik beachtet und wird jeder neugewonnene Bewegungsausschlag durch kräftige Muskulatur geführt, dann sind keinerlei Probleme zu erwarten.
Im Gegenteil: Die verbesserte Elastizität ist ein zusätzlicher Schutz vor Verletzungsrisiken.

Kapitel 10
Stretching bei Risiken und Beschwerden

Stretching bei Schmerzen und Verletzungen

Schmerzen sind immer ein Zeichen für Gewebsüberforderungen, Überlastungen, Verletzungen und Erkrankungen. Auch gezielte Dehnübungen dürfen niemals Schmerzen verursachen. Wenn Stretchübungen schmerzen, dann ist auf jeden Fall die Dehnungsspannung zu hoch, und es muß nachgegeben bzw. der Gelenkwinkel reduziert werden.
Der Unterschied zwischen einer starken Dehnungsspannung und einem Schmerz besteht darin, daß die Dehnungsspannung nach Beendigung der Dehnung sofort vorbei ist, während ein Schmerz mehr oder weniger lang »nachklingt«.
Kein Stretching bei Verletzungen und schmerzhaften Beschwerden! Dieser Grundsatz darf nie mißachtet werden, sonst werden Verschlechterungen oder gar chronische Schäden provoziert. Schmerzen beim Stretchen sind also immer ein Zeichen für übertriebene Dehnung oder für gereiztes und verletztes Gewebe. Auch beim Stretching läßt sich nichts erzwingen.
Nach Verletzungen und Operationen am Bewegungsapparat darf mit dem Stretchen erst dann wieder begonnen werden, wenn völlige Ausheilung besteht, d.h. wenn bei Dehnung oder Belastung kein Schmerz mehr zu spüren ist.
Während der Rehabilitation von Sportverletzungen wird der Sportarzt bzw. der Sportphysiotherapeut äußerst behutsam und in angemessener Dosierung zwischen verschiedenen Dehnungstechniken abwägen und therapeutisch dosiert einsetzen.
Eigentlich gehört es zu unseren natürlichen Instinkten, verletztes Gewebe nicht zu dehnen. Dabei ist der Schmerz der natürliche Signalgeber für die Gefahr.

Bei Schmerzen und Verletzungen erst die Ausheilung und Beschwerdefreiheit abwarten, ehe mit dem Stretching dieser Gewebsstrukturen wieder begonnen wird.

Stretching bei Verschleiß an Gelenken und Wirbelsäule

Wer von Jugend an gesund und immer sportlich aktiv war, bei dem ist zu erwarten, daß degenerative Veränderungen an den Gelenken der Extremitäten sowie an der Wirbelsäule verzögert beginnen und mit weniger Beschwerden einhergehen.
Sport – regelmäßig und gesundheitsförderlich durchgeführt – wirkt sich bis ins hohe Alter günstig aus.
Unter degenerativen Veränderungen versteht man Verschleiß- und Aufbraucherscheinungen am Bewegungsapparat, insbesondere an Geweben wie Knorpel, Gelenkkapseln, Bänder und Sehnen. Solche Prozesse können durch Veranlagung früher einsetzen und sich auch schneller entwickeln sowie mit erheblichen Beschwerden verbunden sein.
Diese degenerativen Veränderungen machen sich subjektiv bemerkbar durch beginnende Bewegungseinschränkungen, ziehende Verspannungen nach längerem Sitzen oder Liegen, besonders morgens nach dem Aufstehen; Entwicklung von Gelenkgeräuschen zeigt sich ebenso wie geringere Belastbarkeit und das leichtere Entstehen von Überlastungen. Gelegentlich entstehen Schwellungen und Reizerscheinungen. Muskuläre Dysbalancen mit vermehrten Muskelverspannungen machen sich ebenso bemerkbar wie gelegentliche Schonhaltungen der betroffenen Gelenke, aber auch der Wirbelsäule. Phasen von Beschwerden werden unterbrochen durch mehr oder weniger problemfreie Zeitabschnitte. Bei solch beschriebenen Symptomen ist ein Stretchtraining bedenkenlos möglich – es sei denn, es liegen Reizerscheinungen, Schwellungen oder Entzündungen vor. Bei degenerativen Veränderungen an Gelenken und an der Wirbelsäule verändern sich jedoch die Zielsetzung des Dehnungstrainings und die Erfolgserwartungen.
Verschleißerscheinungen können nämlich nicht mehr rückgängig gemacht werden. Beeinflußt werden können nur noch einige Begleitsymptome wie Muskelverspannungen und Bewegungseinschränkungen. D.h., daß nur noch leichte Verbesserungen der Beweglichkeit zu erwarten sind, wobei sich große individuelle Unterschiede zeigen.

Stretching ist dann mit folgenden Zielen verbunden:
- etwas mehr Beweglichkeit,
- Reduzierung von Muskelverspannungen,
- positive Beeinflussung von muskulären Dysbalancen,
- weniger Beschwerden.

Bei der praktischen Durchführung der Dehnungsübungen ist jedoch unbedingt zu beachten, daß nicht mehr so intensiv und nicht mehr so ausgiebig gedehnt wird.

Dies bedeutet, daß beim Stretching die Dehnspannung etwas verringert wird zugunsten einer etwas längeren Dehnung. Auch die Zahl der Wiederholungen wird auf maximal drei begrenzt.
Dies gilt vor allem für die Wirbelsäule, die besonders sensibel reagiert, wenn bei vorhandenen Verschleißerscheinungen mit zu starken Dehnreizen trainiert wird. Das Risiko des Stretchtrainings ist äußerst gering, wenn die Körpersignale von Schmerzen und Beschwerden beachtet werden.

Auch bei degenerativen Prozessen an Gelenken und an der Wirbelsäule kann gestretcht werden, allerdings mit weniger Intensität.

Ältere Menschen und Stretching

Im modernen Sportgeschehen kann die erfreuliche Beobachtung gemacht werden, daß sich immer mehr ältere Menschen zu sportlicher Tätigkeit motivieren lassen.
Frühere Einstellungen, daß Sport für den älteren Menschen problematisch sei, wurden schon längst widerlegt. Gewiß ist dem älteren Menschen – vor allem nach längeren Sportpausen – nicht mehr jede Sportart zu empfehlen, wie beispielsweise Gewichtheben, Stabhochsprung und Kunstspringen, aber eine Vielzahl von Sportarten steht ihnen nach wie vor offen, insbesondere Ausdauersportarten.
Nicht selten sind unter den älteren Sportlern Menschen anzutreffen, die noch nie in ihrem Leben systematisch Sport betrieben haben oder längere Sportpausen eingelegt haben.
So wie den meisten älteren Menschen im Rahmen ihrer körperlichen Möglichkeiten sportliche Aktivitäten bedenkenlos zu empfehlen sind, so ist ihnen auch ein angemessenes Dehnungstraining möglich.

Selbstverständlich werden auch hier die Stretchziele nicht mehr so hochgeschraubt sein wie bei jüngeren Menschen.

Aber auch beim älteren Menschen sind Verbesserungen der Beweglichkeit, Gelenkigkeit und Elastizität selbstverständlich zu erreichen, ebenso die positive Beeinflussung von muskulären Dysbalancen und Muskelverspannungen.

Es gelten die gleichen Grundsätze, wie sie im vorhergehenden Abschnitt beschrieben wurden. Der ältere Mensch wird mit geringeren Dehnungsintensitäten stretchen und maximal drei Wiederholungen je Übung praktizieren. Die einzelnen Dehnphasen können etwas verlängert sein.

Alle extremen Haltungen – vor allem in bezug auf die Wirbelsäule – sind zu vermeiden, ebenso Übungen, bei denen viel Körperkontrolle erforderlich ist.

Wenn also vorsichtig und individuell abgestimmt gedehnt wird, bestehen keinerlei Bedenken gegen Stretching. Im Gegenteil: Angemessene Dehnungsübungen erzielen positive Effekte. Die Körpersignale werden beachtet und schließen Übertreibungen aus. Auch für den älteren Menschen bringt Stretching positive Wirkungen, wenn die Übungen angemessen sind.

Stretching bei Narben und alten Verletzungen

Narben sind immer die Folge eines Defekts in Gewebsstrukturen durch Verletzungen oder Operationen. Im Bereich des verletzten Gewebes kommt es zu einer bindegewebigen Umwandlung, einem festen, weniger elastischen Ersatzgewebe.
Dieser Umwandlungsprozeß, der zu gleicher Zeit auch der Heilungsprozeß ist, nimmt eine bestimmte Zeit in Anspruch. Je besser das Gewebe durchblutet ist, um so schneller erfolgt die Ausheilung und damit die Narbenbildung; schlechter oder gar nicht durchblutetes Gewebe verlängert den Heilungsvorgang erheblich. Bekanntlich ist eine Muskelverletzung relativ schnell überwunden, während Sehnen- und Bandverletzungen sehr lange dauern können.
Narbengewebe ist also immer ein Ersatzgewebe und hat niemals in bezug auf Elastizität und Geschmeidigkeit dieselben Qualitäten wie das ursprüngliche unverletzte Gewebe.
Je größer der Gewebsdefekt war, um so ausgeprägter ist die

narbige Veränderung. Größere und wulstigere Narben bilden sich besonders dann aus, wenn die beiden Rißenden des verletzten Gewebes für den Heilungsprozeß nicht gut oder versetzt zueinander zusammengefügt waren.
Nach schweren Verletzungen und Operationen am Bewegungsapparat bemühen sich Ärzte durch gezielte therapeutische Maßnahmen, einerseits feste und andererseits elastische Narben zu erhalten, damit keine Kontakturen (fixierte Beuge- und/oder Streckeinschränkungen) entstehen, die möglicherweise dauernde Verkürzungen und Schrumpfungen von Weichteilen zur Folge haben.
Zu den wesentlichen Rehabilitationsmaßnahmen nach Verletzungen und Operationen gehört es deswegen, möglichst die volle Gelenkbeweglichkeit zu erzielen.
Sobald sich der Heilungsprozeß seinem Ende zuneigt, wird mit angemessenen Dehnungsübungen begonnen.
In der gleichen Zeit werden mit anderen physiotherapeutischen Maßnahmen wie Massagen, Wärme- und Elektrotherapie, mitunter auch unter Verwendung spezieller Narbensalben (bei Hautnarben) wesentliche Verbesserungen der Gewebselastizität des Narbengewebes erreicht.
Mit diesen Erklärungen ist die Frage, ob Narben und alte Verletzungen mit Stretching »bearbeitet« werden können und sollen, bereits beantwortet: Auch Narben und Verletzungsfolgen sind ein ideales Aufgabengebiet für Dehnungstraining.

Je früher und konsequenter nach Abheilung der Verletzung mit Dehnungsarbeit im Bereich der Narbe begonnen wird, um so günstiger sind die Erfolgsergebnisse.
Die Prognose verschlechtert sich eindeutig mit dem verzögerten Einsatz der Dehnungsmaßnahmen der Narbe. Bei sehr alten Narben besteht kaum noch eine Chance, dieses Ersatzgewebe in seiner Elastizität zu beeinflussen.

Um so mehr sollte dann darauf geachtet werden, daß das unverletzte Gewebe des betroffenen Bewegungsorgans durch Stretching geschmeidig und dehnungsfähig gemacht bzw. erhalten wird.

Obwohl es beim Stretching in vernarbten Gewebsregionen auch individuelle Unterschiede gibt, gilt für alle Übungen, daß die Dehnungen intensiver sein und länger dauern müssen als beim unverletzten und gesunden Gewebe.

Intensiver heißt: Narbengewebe ist bekanntlich zugbelastbarer, weswegen eine größere Dehnungskraft einwirken kann. Die einzelne Dehnung sollte dann wenigstens 30 Sekunden bis eine und manchmal auch mehr Minuten dauern.
Die Dehnungen von Narben werden auch häufiger wiederholt und sollten – vor allem in der Anfangszeit – möglichst täglich mehrmals durchgeführt werden.
Sollte die volle Beweglichkeit und Elastizität, wie sie vor der Verletzung bzw. Operation bestand, nicht wieder erreicht werden, dann hat das Stretchtraining den Sinn, die erzielte Geschmeidigkeit des Gewebes zu erhalten.
Dies ist deswegen von großer Bedeutung, weil Narben fast ausnahmslos Muskelverkürzungen und damit auch muskuläre Dysbalancen zur Folge haben. Nicht zuletzt deswegen widmet man sich ihnen mit besonderer Aufmerksamkeit und Ausdauer.

Anhang

Literaturhinweise

Anderson, B.: Stretching, 1. deutsche Aufl., Hübner, Waldeck-Dehringhausen 1982

Bartels/Bartels: Physiologie, München 1980

Blum, B.: Die Bedeutung der Dehnung im Hochleistungssport, Physikalische Therapie in Theorie und Praxis Nr. 11/12 – Nov./Dez. 1980, VPT Hamburg

Blum, B., Wöllzenmüller, F.: Stretching: Bessere Leistungen in allen Sportarten, 8. Aufl., Oberhaching 1989

Blum, B.: Regeneration: Optimale Erholung nach Wettkampf und Training, 2. Aufl., Oberhaching 1987

Cotta, H.: Der Mensch ist so jung wie seine Gelenke, München 1979

Cotta, H.; Hepertz, W.; Hüter-Becker, A.; Rompe, G.: Krankengymnastik Band 1: Grundlagen, Techniken, 3. Aufl., Stuttgart 1990

Ekstrand, J.; Gillquist, J.; Liljedahl, S.O.: Provention of soccer injuries, Amer. J. Sports Med. 1 (1983), 116–120

Franke, K.: Traumatologie des Sports, Berlin 1977

Garratt, P.: Gymnastik für Schwimmer, Bockenem 1981

Geiger, L.: Ausdauersport-Leitfaden, Oberhaching 1988

Heipertz, W.: Sportmedizin, 5. Aufl., Stuttgart 1976

Hettinger, T.: Isometrisches Muskeltraining, Stuttgart 1983

Hollmann, W.: Zentrale Themen der Sportmedizin, 2. Aufl., Berlin 1977

Keidel, W.: Kurzgefaßtes Lehrbuch der Physiologie, 4. Aufl., Stuttgart 1975

Kiss, F.; Szentágothai, J.: Anatomischer Atlas des menschlichen Körpers, Band I, 30. Aufl, Medicina, Budapest 1966

Knebel, K.P.: Funktionsgymnastik, Reinbek 1985

Knott, M.; Voss, D.E.: Komplexbewegungen, Bewegungsbahnung nach Dr. Kabat, 3. Aufl., Stuttgart 1981

Kreuzriegler, F.; Gollner, E.: Hilfe nach Sportverletzungen – Ein Leitfaden zum gezielten Trainingsaufbau, 1. Aufl., Oberhaching 1990

Meissner, L.; TW Sport und Medizin 1, 7681, Karlsruhe 1989

Peterson, L.; Renström, P.: Verletzungen im Sport, Köln 1987

Reichel, H.: Gezielte Gymnastik, Oberhaching 1987

Reichel, H.: Hilfe bei Rückenschmerzen, Oberhaching 1988

Schadé, J.P.: Anatomischer Atlas des Menschen, 2. Aufl., Stuttgart 1973

Schober, H. u. Mitarb.: Beitrag zum Einfluß verschiedener Dehnungsformen auf das muskul. Entspannungsverhalten d. M. quadriceps femoris, Med. Sport 30 (1990), Nr. 3

Schmidt, R.F.: Biomaschine Mensch, München 1979

Schulz, H.: Stretching, Niedernhausen/Ts. 1983

Seibert, W.: Perfektes Körpertraining – Ein Leitfaden für modernes Krafttraining und Bodybuilding, 1. Aufl., Oberhaching 1988

Sölveborn, S.-A.: Das Buch vom Stretching, München 1983

Spring, H.: Muskelfunktionsdiagnostik nach Janda, Ergebnisse einer Untersuchung an Skirennfahrern, Schweiz. Ztschr. Sportmed. 29 (1981), 143–146

Spring, H.: Was bringt das Stretching? Schweiz. Ztschr. Sportmed., 33. Jahrgang 1985

Spring, H.; Illi, U.; Kunz, H.-R.; Röthlin, K.; Schneider, W.; Tritschler T.: Dehn- und Kräftigungsgymnastik, Stuttgart 1986

Tittel, K.: Beschreibende und funktionelle Anatomie des Menschen, 9. Aufl., Stuttgart 1981

Wenger, U.; Wöllzenmüller, F.: Optimales Training für sportliche Skilangläufer, Oberhaching 1984

Wirhed, R.: Sport-Anatomie und Bewegungslehre, Stuttgart 1984

Wolff, H.D.: Neurophysiologische Aspekte der manuellen Medizin, 2. Aufl., Berlin 1983

Wyssotschin, I.W.: Die Polymyographie – Eine Methode zur Untersuchung des Funktionszustandes des neuromuskulären Systems bei Sportlern, Med. und Sport 19 (1979), 361–364.

Register